중독,
관계로 풀다

김은실 지음

신정

머리말

도박하는 아빠, 술 마시는 엄마, 살 빼는 약 먹는 딸, 게임 하는 아들이라는 말이 있을 만큼 중독은 우리의 일상에 가까이 다가왔다. 우리나라는 한 해에 중독으로 인한 경제적 피해 비용이 약 100조 원을 넘고 있으며, 중독 관련 범죄는 강력범죄 중 약 30%를 차지한다. 자살 비율도 4배 정도 높아 중독의 피해는 심각한 수준이다. 중독 예방 및 치료는 정부에서 운영하는 약 50개의 중독통합관리센터에서 도박, 알코올, 마약, 인터넷 게임 등 4개 영역의 중독을 통합관리하고 있으며, 한국마약퇴치운동본부와 한국도박문제관리센터, 스마트쉼센터 등의 각 중독영역의 전문기관에서 약물, 도박, 스마트폰 중독자를 위한 예방과 치료를 담당하고 있지만, 한 명의 전문가가 담당하는 대상자 수가 많아서 질적 서비스를 제공하기에는 매우 열악한 실정이다.

중독은 중독자뿐 아니라 가족과 주변 사람들, 그리고 사회까지도 병들고 피폐하게 만든다. 그래서 한 가정에 중독자가 있으면 배우자나 자녀뿐 아니라 원가족 및 그 친척들도 신체적, 정신적 또는 경제적 어려움을 경험하게 된다. 그러다 보니 가족들은 중독자에게 에너지를 집중하며, 그들의 회복을 위해 무수한 노력을 한다.

중독은 당뇨나 고혈압처럼 만성적인 질병으로, 개인의 노력만으로 회복되기는 힘들다. 병에 대해 잘 이해하고 재발의 위험

성을 감소시키기 위해 일상적 삶을 꾸준히 관리해야 한다. 또한 중독치료의 최종 목표는 단주, 단도박, 단약이 아니라 회복이다. 진정한 회복은 단주, 단도박, 단약을 하면, 저절로 이루어지는 것이 아니라, 중독에 빠질 수밖에 없는 삶의 방식과 가치관이 변화되어야 가능하다. 마치 회복은 한 발 한 발 걸어가야 하는 길과 같다. 길은 항상 탄탄한 대로만 나오거나 아름다운 꽃길만 있는 것이 아니다. 산도 넘고, 물도 건너고, 진흙탕도 지나고, 때로는 뒤로 돌아가야 할 때도 있다. 그래서 회복은 생각처럼 쉽지 않다.

이 책은 '회복의 길'을 함께 걸어가는 가족과 주변 사람들이 중독자의 삶을 이해하고, 있는 그대로 수용하며, 진정한 회복을 도울 수 있도록 관계라는 관점으로 중독을 설명하였다. 또한 사례를 통해 회복이라는 길 위에 서 있는 회복자, 가족, 그리고 주변 사람들의 모습을 담고 있다. 그 모습은 중독자뿐 아니라 나 자신의 모습이기도 하고 우리의 모습이기도 하다. 중독에 빠져 자신과 소중한 사람을 힘들게 하는 모습, 자책과 타인에 대한 원망으로 하루하루 살아가는 모습, 삶의 밑바닥에서 허우적거리면서도 끝까지 포기하지 않는 모습 등 절실함과 희망을 놓지 않고 회복의 길 위에 서 있는 사람들의 모습이 담겨 있다. 그리고 소중한 사람을 중독에서 회복시키고 싶지만 그 방법을 몰라 어쩔 줄 몰라 하고, 최선을 다하지만 도리어 소중한 사람을 중독으로 떠밀기도 하고, 너무 힘들어서 그만 포기하고 싶기도 하며, 그런 자신의 모습에 자책하고 죄책감을 느끼며 자신도 중독의 피해자가 될 수밖에 없었던 가족이나 주변 사람들의 모습도

담겨 있다.

이 책에 소개된 한국마약퇴치운동본부, 중독통합관리센터, 중독전문병원, 공동체, 자조 모임에서 만난 중독자와 주변 사람들은 나의 모습이기도 하고, 배우자, 어머니, 자녀의 모습이기도 하다. 관계에서 갈등하고 힘들어하고 때로는 행복해하는 분들에게 조금이라도 힘이 되고 싶은 마음과 "지금 잘하고 있다"는 격려의 말을 이 책을 통해 전하고 싶다. 그리고 회복자와 주변 사람들의 이야기를 통해 '중독자의 행동에는 그럴만한 이유가 있다', '모든 사람은 자신만의 스토리를 가지고 있다'는 것을 다시금 느끼며, '회복탄력성을 가진 인간의 자원'에 대해 배우게 된 것을 나누고자 하였다.

다시금, 자신의 이야기를 나누어 준 회복자 및 주변 분들에게 감사드린다. 특히 자신의 회복과정을 진솔하게 나누어 준 천안 신, 분당 채, 다크호스, 분당 이 여사, 대전 김, 태전 이 외 남서울대학교 중독재활상담 대학원생들에게도 감사를 전한다.

저자 김은실

※ 이 책에는 한국마약퇴치운동본부 중독재활센터에서 발간한 가족을 위한 안내책자의 내용이 일부 포함되었음.

차례

- 머리말 3

1. 중독의 뿌리 '내 안에도 중독이 자라고 있다' ... 9

2. 관계 안에 존재하기 ... 21

3. 관계 외상 '중독은 관계의 상처로 시작된다' ... 35

4. 회복에 이르게 하는 힘 '관계' ... 47

5. 회복탄력성 '정서적 지지로 다시 일어서다' ... 59

6. 공동 의존 '나도 중독자에게 의존되어 있다' ... 71

7. 나로 바로서기 '공동의존에서 벗어나라' ... 87

contents

8. 중독의 또 다른 피해자 '중독 가정' ... 107

9. 중독의 대물림 ... 119

10. 관계 재구축하기 ... 133

11. 함께 성장하는 길 ... 149

12. 중독은 한계가 아니라 자원이다 ... 173

13. 사례로 읽는 중독 이야기 ... 185

• 참고문헌 222

1.

중독의 뿌리

'내 안에도 중독이 자라고 있다'

1.
중독의 뿌리
'내 안에도 중독이 자라고 있다'

"선생님, 선생님에게만 말씀드리는데, 돈을 사기당했는데, 부모님이 또 도박한다고 의심하셔서 집에서 쫓겨났어요. 오늘 500만 원만 빌려주시면 부모님에게 보여드리고 저녁에 바로 보내드릴게요. 다른 사람들은 저를 믿어주지 않지만, 선생님은 그동안 저를 믿고 기다려주셨잖아요. 그래서 부탁드려요"라는 전화를 지인에게 받았다. 전화를 받는 동안 도박 문제가 다시 재발했다는 것을 직감했다.

20대에 인터넷 도박을 시작으로 크고 작은 도박 문제로 부모의 재산을 탕진하고 주변 지인들에게도 금전적 피해를 주고, 그런 삶을 살지 않겠다고 단도박을 결정하고 열심히 회복과정을 밟아오던 분이었다. 학창 시절부터 주변 사람들에게 성실하고 바른 사람이라는 평을 들으면 살아오다가, 장사하시는 부모의 부담을 덜어드리고자 스스로 대학 등록금을 벌어보려는 마음으로 인터넷 도박을 시작하였다. 눈덩이처럼 불어난 채무를 감당할 수 없어서 자살 시도라는 극단적 선택과 부모에게 금전적 도움을 요청할 수밖에 없는 상황까지 가고 말았다. 그 계기로 단도박을 결심하였다. 하지만 지루한 일상에서 잠시 벗어나고자 시작한 주식에서 벗어날 수가 없게 되었다.

위의 사례처럼, 우리가 생각하는 것보다 주변에는 중독 문제로 힘들어하는 사람들이 많다. 중독이라는 단어가 주는 부정적 의미로 인해, 사람들은 합리화된 이유를 찾아서 자신이 중독에 빠졌음을 부인한다. 위의 사례도 자신은 단지 운이 나빴을 뿐이며, 마음만 먹으면 도박에서 벗어날 수 있다고 자신과 주변 사람들을 속여왔다. 물론 가족들도 자녀가 심성이 착해서 다른 사람의 꼬임에 넘어간 것이고 마음만 먹으면 스스로 도박을 끊을 수 있다고 말하며 중독을 시인하지 않았다.

매년 정부나 관련 기관들에서 발표하는 중독의 현황과 피해액을 보면 그 숫자는 우리가 상상할 수 없는 수준이다. 그리고 하루도 빠지지 않고 나오는 중독으로 인한 사건 기사들을 보면 중독은 먼 나라의 일이 아니다. 바로 주변에서 언제나 일어날 수 있는 일이 되었다.

중독은 의학적으로 알코올, 마약, 유해물질 등의 오남용으로 신체적으로 중독되는 현상인 중독(intoxication)과 정신적인 피해를 포함하는 중독(addiction)을 모두 의미한다. 일반적으로 중독은 신체적 또는 정신적 피해를 모두 포함하는 의미로 사용된다. 그래서 도박중독, 성중독, 음식중독, 스마트폰 및 게임 중독, 쇼핑중독, 운동중독 등 물질뿐 아니라 특정 행동에 지나치게 몰입하는 현상도 중독이라고 할 수 있다. 심리학에서는 특정 물질을 사용하거나 특정 행위에 몰입하는 현상 자체가 아니라, 통제력 상실, 갈망, 삶의 부정적 영향 등의 심리적 또는 행동적 특성을 보이면 중독이라고 정의한다. 즉, 특정 행동을 중단하고 싶은데 스스로 조절할 수 없으며, 그 행동이나 생각에서 벗어날 수 없을 정도로 사로잡혀 있고, 그 행동으로 인해 자신과 주변 사람들에게 부정적 영향을 주고 있다면 중독이라고 할 수 있다.

현덕 씨는 수년간 주식투자를 했다. 현재 주식으로 많은 돈을 빚지고 신용불량 상태이며, 가정이 해체되었지만, 현덕 씨는 매일 아침 눈을 뜰 때마다, 주식으로 자신의 모든 것들이 변화될 거라고 믿는다. 주식에 본격적으로 빠져들면서 직장에서도 직장일도 집중할 수 없었고, 직장이 무의미하게 느껴졌다. 그러다 직장동료들의 돈을 빌리고 그것을 감당할 수 없어서 결국은 퇴사했다. 빚으로 직장과 가정생활을 유지할 수 없었지만, 주식 생각이 떠나지 않았고, 주변 사람들이 치료를 권하였지만 자신은 중독자가 아니라고 말하고 그 사람에게 화를 내며 관계를 단절하였다.

현덕 씨와 같은 메커니즘을 가지고 있다면 중독이다. 중독의 메커니즘은 먼저 특정 행동이나 물질로 인해 도파민이 분비된다. 도파민은 쾌감을 부르는 뇌에서 합성되는 신경전달물질로 즐거운 기분을 많이 느낄수록 많이 분비된다. 그래서 도파민으로 인한 즐거움을 느끼기 위해서 특정 행동이나 물질에 집착하게 된다. 이를 갈망이라고 한다. 갈망은 한 여름의 뜨거운 사막에서 느끼는 갈증처럼 강력한 욕구이다. 갈망이 일어나면, 현실적인 것들은 보이지도 들리지도 않고 오로지 그 갈망을 해결하고 싶은 욕구만이 지배하게 된다. 두 번째 메커니즘은 통제력 상실이다. 통제력 상실은 자신의 의지와는 반대되는 행동을 한다는 의미로, 특정 행동과 물질이 자신에게 부정적인 영향을 주는 것을 인식하고 벗어나려고 노력하지만, 결코 벗어나지 못하고 특정 행동과 물질을 다시 반복하는 현상이다. 중독자는 처음에는 도파민의 영향으로 특정 행동과 물질로부터 행복감을 느끼고 그 행복감이 일시적으로 삶에 도움이 되는 것처럼 느낀다. 하지만 시간이 지날수록 자신의 삶이 부정적으로 변화되는 것을 알고서 특정 행동과 물질로부터 벗어나고자 하지만 잘되지 않는다는 것을 인식하게 된다. 그래서 중독자에게 "처음에는 생활을 하려고 술을 먹었는데, 언제부터인가 술을 먹기 위해 사는 것 같다"라는 말을 종종 듣게 되는 것도 이런 이유이다. 중독의 세 번째 메커니즘은 특정 행동과 물질이 자신과 주변 사람들의 삶을 망치는 것이다. 도박으로 인한 경제적 소실뿐 아니라 직장을 잃거나 가족과 지인들에게도 피해를 주게 되며,

술로 인한 건강의 문제뿐 아니라 소중한 사람에게 상처를 주기도 한다. 이처럼 중독은 자신뿐 아니라 타인의 삶에 부정적 영향을 주게 된다. 우리가 흔히 알고 있는 도박, 게임, 마약, 담배, 알코올뿐 아니라, 위의 세 가지 메커니즘을 보이는 모든 행동과 물질도 중독이라고 할 수 있다. 그래서 일중독, 관계중독, 쇼핑중독, 음식중독 등 수많은 행동과 물질들이 중독의 대상이 될 수 있다.

중독은 크게 물질중독과 행위중독으로 나눈다. 물질중독은 술이나 담배와 같은 유해물질을 몸에 넣는 것이다. 물질이라고 하면, 필로폰이나 마리화나와 같은 마약, 술, 담배 등만을 떠올리지만, 뇌에 작용하여 행동에 영향을 주는 물질들은 모두 해당된다. 매일 한 잔씩 마시는 커피, 피로회복제, 신경안정제, 감기약 등 정말 우리가 상상할 수 없는 많은 약들에 자신도 모르게 중독되어간다. 다이어트를 하려고 먹기 시작한 다이어트약이 어느 순간 기분을 좋게 하려는 목적으로 사용되고 그 양이 점점 늘어나서 통제할 수 없게 되기도 하고, 울적한 기분을 달래려고 한 잔씩 마신 술이 어느 순간 삶의 모든 순간에 자리하기도 한다.

은하 씨는 기침으로 병원에서 처방해주는 기침약을 먹게 되었다. 기침은 다 나았지만 피곤하거나 잠이 잘 오지 않을 때 이 약을 먹으면 기분이 좋아지고 몸이 편안해지는 것 같아서 습관적으로 먹게 되었고 이제는 약이 없으면 잠이 오지 않는다.

철민 씨는 하루 일을 마치고 드라마를 보면서 맥주 마시는 시간이 참 행복하다. 하루도 맥주를 먹지 않으면 허전해서 잠이 오지 않으며, 항상 즐거운 일이 있거나 화나거나 슬픈 일이 있을 때 술이 먼저 생각이 났다. 가족과 해외여행을 하던 중, 술을 먹지 못하자 초조하고 불안하여 가족에게 짜증을 내다가 새벽에 술을 구하러 밖에 돌아다닌 적도 있었다.

이처럼, 일상에서 삶을 행복하게 만들기 위한 물질은 오용과 남용을 통해 중독으로 한 걸음 다가간다. 물질뿐 아니라 뇌를 변화시키는 것은 아래 효민 씨의 사례처럼 특정 행동도 마찬가지이다.

효민 씨는 자녀의 결혼자금에 도움이 되고자 가상화폐 투자를 시작했다. 효민 씨의 하루는 가상화폐 장을 보는 것으로 시작한다. 식사도 컴퓨터 앞에서 하며 외출하거나 다른 사람을 만나지도 않는다. 자신이 자리를 비운 사이에 매매 타임을 놓칠까봐 자리를 비우는 것이 불안하다. 가정에 도움이 되고자 5년 전부터 해 오던 아르바이트도 그만두었다. 항상 가상화폐 생각이 떠나지 않아서 일에 집중할 수가 없었고 자주 실수하게 되어서 직장에서 권고사직을 당했다. 효민 씨는 밤에 잠을 자는 것도 불안하다. 밤사이에 어떤 일들이 일어날지 몰라서 계속 동영상으로 가상화폐에 대한 정보들을 듣는다. 그러다 보니 건강이 심각하게 나빠졌고 가정생활도 엉망이 되었다.

하지만 한 번에 대박을 치면, 가족들도 자신을 이해할 거라는 희망으로 매일 같은 삶을 반복하고 있다. 가상화폐가 급등하는 상상을 하면 너무 가슴이 뛰고 행복하다.

중독 물질과 행동이 도파민을 분비하는 수준은 상상 이상으로 높다. 가령, 평범한 일상에서 나오는 도파민양이 100이라면, 대략 도박은 200에서 300의 도파민이 나온다. 성행위는 250, 술은 200, 게임은 200, 필로폰은 1,000에서 1,300 정도의 도파민이 나온다. 이처럼 중독 물질과 행동으로 도파민이 과다하게 분비되면, 소소한 일상이 그저 시시하고 지루하게 느껴지며 더 강렬하고 자극적인 것을 찾게 된다.

중독은 우리의 삶의 작은 부분에서 시작된다. 기분이 울적해서 마시는 술 한 잔, 자녀에게 용돈을 주고자 시작한 인터넷 도박, 친구들과 재미로 찾아간 카지노, 레벨을 올리기 위한 게임 아이템 구매, 파티의 즐거움을 위해 먹은 기분 좋아지는 약, 두려움을 잊고 남에게 말하기 위해 피운 마리화나 등. 중독자와 이야기를 나누다 보면, 그들의 시작은 이처럼 작은 것에서 시작되었다. 물론 작은 시작에서 모든 사람이 중독으로 가는 것은 아니다.

중독을 유발하는 요인에는 유전적 요인, 우울, 불안, 자존감, 트라우마와 같은 심리적 요인, 술이나 도박을 쉽게 접할 수 있는 환경적 요인 등 많은 요인이 있지만, 특정 요인이 중독을 유발한다고 단정할 수는 없다. 즉, 부모가 중독자이거나 어린 시절 학대를 경험했거나, 의지력과 자존감이 낮은 사람이 중독에 더 잘 걸린다고 말할 수 없다. 중독은 여러 가지 요인들이 복합적으로 작용해서 일어난다. 하지만 회복으로 가는 중요한 요인은 정서적 관계이다. 즉, 관계 안에서 지지와 공감, 그리고 격려가 회복을 돕는다. 회복은 술이나 도박을 끊고 필로폰을 하지 않는다고 자연스럽게 일어나는 과정이 아니다. 끝없는 갈망과 충동 그리고 자신과 싸워야 하는 힘들고 긴 과정이다. 감정이 물결칠 때마다 감정을 조절해야 하고, 지루함이 엄습할 때마다 견뎌야 하며, 삶이 외롭고 공허할 때마다 헛된 희망과 망상을 견디어야 한다. 이 때 정서적 지지는 중독자에게 힘을 주며, 힘든 과정을 버틸 수 있는 용기를 준다.

관계의 또 다른 힘은 감정조절력이다. 사람마다 스트레스를 받는 사건이 다르고 경험하는 감정 유형과 정도가 다르다. 부정적 감정이 자신의 사고와 행동을 통제할 수 없을 정도로 쌓이면, 뇌는 우리를 편안한 상태로 돌려놓기를 원한다. 그래야만 우리가 일상에 집중하며 현재를 살아갈 수 있기 때문이다.

감정조절력은 어린 시절부터 친밀한 사람과의 경험에서 습득되는 능력이다. 영아나 유아는 두려움, 불안, 화, 슬픔 등을 느끼면 몸은 과각성되고 흥분되게 된다. 그리고 아이는 스스로 불편한 감정을 조절할 수 없기에 양육자나 친밀한 사람이 안아주고 달래주어서 불편한 감정에서 벗어나기를 원한다. 이런 경험이 반복되면서 아이는 스스로 자신의 감정을 조절할 수 있는 법을 배우게 된다. 하지만 양육자에게 불편한 감정을 위로받아본 적이 없는 아이는 감정을 조절하는 방법을 몰라서 불편한 감정이 생길 때마다 과각성되고 흥분상태에 머물러야 한다. 그리고 불편한 감정에서 벗어나기 위해서 그 상황을 회피하거나 도망가거나 술이나 약물, 도박, 음식, 성, 게임 등에 빠지게 된다. 술이나 약물, 도박, 음식, 성, 게임 등은 빠르고 신속하게 도파민을 분비시켜서 부정적 감정을 사라지게 만들기 때문이다. 그래서 중독자는 불편한 감정을 느낄 때마다 관계 안에서 위로받고 지지받기보다는 이전에 자신이 사용했던 가장 빠르고 신속한 방법인 술이나 약물, 도박, 음식, 성, 게임 등을 떠올리기 쉽다.

동수 씨는 12년간 단주를 해 온 회복자이다. 그는 익명의 알코올 자조 모임(Alcoholics Anonymous: A.A.)에서 다른 알코올 중독자들의 회복을 위해 봉사해 오고 있으며 몇 명의 중독자들의 후견인이기도 하다. 다른 중독자들은 동수 씨의 회복과정을 모델로 삼으며 동수 씨를 부러워하였으며 동수 씨도 회복에 대한 자신감이 생겼다. 하지만 동수 씨는 A.A.에서 만난 여성과 사적인 관계를 맺으면서 재발하였다. 여성 회복자를 만나면서 자신의 화나 분노, 질투 등의 감정을 조절할 수 없었고, 그 감정에 빠졌을 때 가장 먼저 생각나는 것이 술이었다. 그동안 배웠던 감정을 조절하는 방법들은 전혀 효과가 없었으며, 가장 익숙한 방식인 술만이 떠올랐다. 이처럼 한 번 형성된 중독자의 뇌 회로는 오랜 시간이 지나도 비슷한 자극으로 활성화되어 자신의 의지와 마음을 배반하게 된다.

회복은 단순히 의지와 마음의 문제가 아니다. 중독은 중독물질과 행동으로 인해 뇌의 변화를 가져오고 그 변화된 뇌가 행동을 통제하는 질환이다. 중독과 관련 있는 도파민은 우리를 행복하고 즐겁게 만들어 주는 신경전달물질이지만, 중독되면 이와 관련된 신경회로가 작은 촉발 자극이나 생각과 상상만으로도 활성화된다. 그래서 중독자들은 의지와 마음으로 중독에서 벗어날 수 있다고 단언하지만, 결국 재발이 된다. 그래서 중독치료의 목표를 완치라고 하지 않고 '회복'이라고 한다. 회복은 한 번 형성된 뇌 회로를 완전히 바꿀 수는 없지만, 진정한 관계 안에서 공감과 수용을 경험하면서 서서히 이전에 기능하는 뇌로 되돌리는 과정이고, 평생 일어나는 과정이다.

2.
관계 안에 존재하기

2.
관계 안에 존재하기

관계는 우리에게 필수 불가결한 것이다. 아이는 태어남과 동시에 타인의 도움을 받아야 살 수 있다. 그리고 타인과의 관계 속에서 안정감을 느끼며, 이 경험은 향후 세상 사람들과 맺는 관계의 씨앗이 된다. 또한 관계는 자신의 이미지를 만들어 주는 거울 역할을 한다. 관계 안에서 좋은 경험을 할수록 자신을 긍정적인 사람으로 생각하게 되고, 자신을 사랑하는 자존감이 높은 사람이 된다. 특히 어린 시절 양육자와의 관계는 일생 동안 대인관계에 영향을 준다는 점에서 관계의 원형이라 할 수 있다. 어린 시절에 양육자와 맺은 정서적 유대감을 애착이라고 하는데, 청소년과 성인기의 대인관계 원형이 된다. 애착 전문가인 볼비(Bowby)는 어린 시절 부모와의 경험이 마음 깊은 곳에서 자리하여, 본인이 의식하지 못하는 사이에 지속적으로 다른 사람과 관계를 맺을 때 영향을 준다고 하였다. 이를 내적작동모델(Internal Working Model)이라고 한다. 내적작동모델은 자기와 타인에 대한 표상으로 구성되어 있는데, 타인의 행동을 해석하고 반응하도록 만든다. 예를 들면, 양육자에게 따스한 돌봄을 받지 못한 사람은 깊은 내면에 '나는 사랑받지 못한 사람이야'라는 부정적 자기 표상과 '다른 사람들은 나를 좋아하지 않아'라는 부정적 타인 표상을 가지게 된다. 그래서 다른 사람과 관계할 때, 상대방이 자신을 부담스러워하거나 버릴지도 모른다는 불안 때문에 상대방을 믿지 못한다. 반면에 양육자에게 사랑과 따스한 돌봄을 받은 사람은 내면에 '나는 사랑스러운 존재이며, 타인들은 나를 좋아하고 지켜주는 존재야'라는 자기와 타인에 대한 긍정적 표상이 만들어져서 다른 사람과 신뢰로운 관계를 맺게 된다.

중독자는 관계 중독인 성미 씨나 정수 씨처럼 타인과의 부정적 경험으로 인해 부정적인 내적작동모델을 형성한 사람들이 많다. 성미 씨도 어릴 때 자신을 버리고 간 아버지를 그리워하면서도 버림받을지 모른다는 두려움으로 인해, 다른 사람에게 상처받지 않기 위해 관계를 단절하는 패턴을 반복하였다.

성미 씨의 아버지는 성미 씨가 3세 때 우울해하는 어머니와 이혼하고 다른 여자와 결혼을 하였다. 아버지에 대한 사랑과 보호를 모르고 자랐던 성미 씨는 아버지와 같이 듬직한 사람을 보면 맹목적으로 친밀감을 느끼고 다가간다. 처음에는 상대방에게 환심을 사기 위해 상대방이 원하는 행동을 한다. 그러다 상대방이 조금만 서운한 행동을 하거나 다른 사람에게 관심을 보이면 그 사람과 관계를 단절하는 패턴을 보였다. 성미 씨는 항상 외로웠고, 자신이 의지하고 기댈 수 있는 남자를 늘 찾아다녔지만 그 관계는 오래가지 못했다. 성미 씨의 마음에는 '남자는 언젠가는 나를 떠날 거야'라는 믿음이 자리하고 있었다. 성미 씨는 배우자와의 관계에서도 배우자가 자신을 버릴 것인지를 시험하기 위해 배우자가 싫어하는 행동을 반복하다가 배우자가 자신을 조금이라도 귀찮아하거나 싫어하는 눈치가 보이면 '이렇게 살 거면 이혼하자'라고 배우자를 협박하곤 하였다.

정수 씨는 직장 상사와 불편한 관계 때문에 직장을 자주 옮겨 다닌다. 상사가 공평하지 않거나 책임을 강요한 것처럼 보이면, 상사에게 강한 분노를 표현하다가 결국에는 직장을 그만둔다. 처음에는 불공평한 상사의 문제라고 생각하였지만, 자주 직장을 옮기다 보니 자신에게도 문제가 있는 것 같다는 의심이 들었다. 항상 직장을 그만둘 때 상사의 불공평함과 그것에 대한 분노, 그리고 회피라는 행동을 반복하고 있었기 때문이었다. 이 행동은 학창 시절에도 마찬가지였다. 담임교사가 불공평하다고 생각되면 화를 내다가, 수업 시간에 엎드려 자거나 무단조퇴나 결석을 하였다.

정수 씨는 어린 시절 형제가 많은 가정에서 자랐다. 아버지는 가장이라는 이유로 큰형을 편애하셨다. 밥을 먹을 때도 고기반찬은 항상 형의 몫이었고, 새 옷이나 신발도 항상 형의 몫이었다. 형에게 물려받은 옷과 가방 그리고 신발이 불만이었던, 정수 씨가 아버지에게 자신도 옷을 사달라고 했을 때, 아버지는 심하게 야단을 치셨다. 아버지는 정수 씨에게 형이 잘

되는 것이 집안이 잘되는 일이라면서 대학교나 결혼 등 많은 희생을 강요하셨다. 그래서 정수 씨는 전문대를 스스로 다녔고 결혼자금도 스스로 준비하였다. 더군다나 아버지의 전적인 지지를 받던 큰형이 도박으로 전 재산을 날리고 신용불량자가 되기 직전에 아버지는 정수 씨에게 형의 빚을 갚아줄 것을 강요하였다. 정수 씨는 정말 억울하였다. 그리고 공평하지 않는 사람들을 보면 화가 치밀어 올랐다. 정수 씨에게 직장 상사는 공평하지 않은 아버지의 모습이었다.

어린 시절 주요한 사람과 맺은 관계 패턴은 대상이 바뀌어도 반복된다. 자신은 아버지와 닮지 않은 사람과 결혼하고 싶었는데, 어느 순간 아버지와 닮은 사람과 결혼한 것을 깨닫기도 하고, 이기적인 어머니가 싫었는데 어머니처럼 이기적으로 변한 자신을 발견하기도 한다. 이런 현상을 '세대 간 전이'라고 한다.

세대 간 전이는 부모가 가진 핵심 정서뿐 아니라 중독, 자살, 강박, 조현병, 우울, 양극성 장애 등 정신적 질환들도 전달된다. 즉, 겉으로 드러나는 부적응 행동은 달라도 가족 내면에 흐르는 핵심 정서와 핵심 문제가 반복된다. 세대 간 전이는 자신의 의지와는 별개로 가족 간에 전수되는데 다음의 사례들처럼 그 범위가 다양하다.

자영 씨는 자신이 우울하면 자녀에게 짜증을 내고 방치하는 것을 알고서 우울증에서 벗어나고자 애를 썼다. 그런데 우울하고 짜증을 내던 자신의 모습은 항상 우울하고 힘들어하던 어머니의 모습이었고, 또 외할머니의 모습이기도 하였다. 자영 씨는 우울증의 대물림을 끊고 싶은 절실한 마음이었다. 그 이유는 외할머니와 외삼촌이 우울증으로 자살을 했기 때문이다. 자영 씨는 아무에게도 그 이야기를 하지 못했지만, 자신도 우울을 견디지 못해서 외할머니와 외삼촌처럼 자살할까봐 두려웠다.

알코올 중독자였던 철호 씨는 할아버지와 아버지도 중독자였다. 철호 씨는 아버지가 술 마시고 어머니와 자녀들을 학대하는 모습이 너무 싫었다. 그래서 청소년 시절에 "아버지 같은 사람은 되고 싶지 않다"라고 울부짖으며 맹세했었다. 그런데 어느새 그는 아버지보다 더 심한 알코올 중독자가 되어 15년째 알코올 중독 치료병원을 전전하고 있다. 지금은 3대째 내려오는 알코올 중독이 아들에게 전달될까봐 두려워서, 아들이 술을 마시고 오는 날이면 심하게 아들을 야단친다.

도박중독자의 자녀였던 은정 씨는 절대로 화투를 만지지도 않고 화투 하는 사람과는 상종도 하지 않을 것이라고 다짐을 하고, 전혀 도박에 관심이 없는 배우자를 선택하였다. 그런데 연애 시절부터 남편이 술을 좋아한다고만 생각했는데 세 번의 음주운전과 직장을 제대로 다닐 수 없을 정도의 술 문제가 있다는 것을 알게 되었다. 그리고 그렇게 자신이 싫어하는 도박 문제로 아들이 힘들어하고 있다는 것도 알게 되었다.

중독은 유전이 되느냐는 질문을 많이 받는다. 중독의 생물학적 유전 연구들이 진행되고 있으나 아직은 그 결과를 확언할 수 없다. 다만 가족 구성원 중 한 사람의 중독은 가족 내의 분위기와 가족 간 역할 그리고 가족 구조를 변화시킨다. 예를 들면, 아버지가 술을 먹고 오는 날, 가족들은 긴장하고 불안하고 때로는 공포의 감정들을 느껴야 한다. 이런 부정적 감정은 가족 구성원의 전반적 삶을 지배하게 된다. 그리고 아버지가 못한 가장의 역할을 가족 중 한 사람이 대신해야만 하고, 그 구성원을 중심으로 다시 가족 구조가 재조정된다.

선자 씨는 남편이 회식 자리에 간다는 이유만으로 싸움을 자주한다. 상담하면서 선자 씨는 남편이 회식 자리에 가는 것이 단순히 싫은 줄 알았는데, 남편이 회식 자리에서 술을 먹는 것이 무서웠다는 것을 알게 되었다. "남편이 술을 먹으면 자제력을 잃고 폭력적으로 바뀔까봐 두려웠어요. 남편은 폭력적인 행동을 한 적이 없는데도 저는 그런 생각을 하고 있더라고요. 저희 아버지가 술을 먹고 오는 날은 부모님이 항상 싸우셨어요. 저는 그때 초등학생이었고 방안에서 부모님이 싸우는 소리를 들으면 너무 무서웠어요. 아버지가 엄마를 죽일 것 같았고, 엄마가 죽거나 다치는 것을 도와줄 수 없는 제가 너무 나약하게 느껴졌어요. 남편이 회식에서 술을 절대로 먹지 않겠다고 약속한 후로는 그 두려움이 사라졌지만, 여전히 술을 먹은 사람을 보면 몸이 움찔하면서 겁먹고 있는 저를 보게 되요."

알코올 중독 아버지를 둔 동준 씨는 아버지처럼 살지 않기 위해 가출까지 했지만 약물중독자가 된 자신의 모습을 돌아보면 다음과 같이 말하였다. “저는 술을 먹는 아버지가 정말 싫어서 고등학교 때 가출했어요. 아버지처럼 살지 않기 위해서요. 그런데 지금은 아버지보다 심한 약물중독자가 되어 있는 저를 보게 돼요. 저는 아버지가 너무 무서워서 감정을 표현할 수가 없었어요. 심지어 아버지에게 신체 학대를 받을 때도 숨소리도 내지 못했어요. 그런데 어느 날 약물을 하고 제 감정을 미친 듯이 다른 사람에게 말할 때 너무 시원했어요. 저는 살기 위해, 그리고 감정을 다른 사람에게 말하기 위해 약물을 했어요. 그런데 지금 저는 약물 때문에 다른 사람을 만날 수도 없고, 저를 숨기며 살아가야만 해요.”

사람은 관계 안에서 소중한 존재라는 것을 인정받고 싶은 욕구가 있다. 하지만 그 욕구를 충족하지 못하면 자신의 존재를 증명하기 위해 착한 아이가 되기도 하고, 돈이나 성취, 명예, 아름다운 외모 등을 추구한다. 그것도 안 되면 음주, 도박, 우울, 비행 등의 문제를 일으켜 관심을 끌기도 한다. 존재에 대한 인정은 스스로 애쓰지 않아도 어린 시절 양육자로부터 자연스럽게 받는 것이다. 자신이 자거나 놀고 있을 때 흐뭇하게 쳐다보는 엄마의 눈, 자신의 이야기에 집중하는 다른 사람의 귀, 넘어져도 괜찮다며 일으켜 주는 아버지의 손과 같이 ‘정서적 지지’라고 기억되는 많은 경험이 우리를 사랑스럽고 가치 있는 사람이라고 느끼게 만든다. 하지만 아버지의 폭력이나 중독, 경제적 어려움, 소중한 사람과의 뜻하지 않는 분리와 상실, 비난하고 질책하는 눈초리, 무섭고 힘들 때 도움을 청할 대상이 없는 막막함과 고립감 등과 같은 경험은 자신을 무가치하고 존재감 없는 사람으로 느끼게 만든다.

초등학교 시절 아버지의 갑작스러운 죽음으로 어머니와 동생들을 돌봐야 했던 약물중독자 현민 씨는 어느 날 어머니가 "지금부터 네가 우리 집의 가장이다"라고 하신 말씀이 평생 살아오는 동안 감당하기 버거운 짐으로 느껴졌다. 그는 좋은 아들, 남편, 아버지, 직장 상사가 되고자 했다. 그에게 가정이나 직장은 '다른 사람을 도와주는 좋은 사람'으로 인정받아야 하는 평가의 장소였다. 그러다 힘들 때면 '다른 사람들도 다 그렇게 살아'라고 자신을 위로하며 버티어 왔다. 그러다 가슴에 돌을 얹은 것처럼 답답함과 공허함이 느껴질 때, 술집에서 한 선배에게 건네받은 약물은 현민 씨에게 부담감을 벗어던지고 훨훨 날아가는 자유를 주었다. 약을 한 순간에는 좋은 아들과 남편, 아버지에서 벗어나서 오로지 자신만이 존재하는 느낌이었다.

"저는 제가 일 중독이라고 생각한 적이 없어요. 그저 일을 좋아하는 사람일 뿐이라고 생각했지요. 그런데 아파서 일할 수 없는 상황인데도 계속 일하고 있는 제 모습을 보면서 놀랐어요. 일하지 않으면 불안하고, 우울해지고, 공허해지면서 삶의 의미가 없는 거예요. 그리고 갑자기 자살 충동도 생겼어요.

저는 일이 힘들수록 제가 능력이 있는 사람처럼 느껴지고, 일할 때 가슴이 뛰는 것을 느껴요. 어린 시절부터 저는 자신의 무능력을 한탄하는 아버지를 기쁘게 해드리는 것이 삶의 목표였어요. 학교에서 1등을 하면 사 주던 자장면 한 그릇, 그리고 받은 상장을 동네 사람들에게 자랑하시던 모습이 지금도 생각나요. 지금까지 아버지뿐만 아니라 다른 사람에게도 인정받기 위해 미친 듯이 달려왔어요."

중독자의 깊은 내면에는 위의 사례들처럼 존재 가치에 대한 확신이 부재한다. 존재는 나를 나답게 살아가게 하는 원동력이다. 또 관계에서 타인의 평가와 인정에 얽매이지 않고 자신의 생각과 감정, 원하는 것을 자유롭게 표현할 수 있게 해준다. 관계 안에서 타인이 원하는 행동을 할 때만 가치로운 것이 아니라 나로 존재하는 것만으로도 가치로운 사람이라는 확신을 얻을 때 진정한 자유를 얻을 수 있다. 회복도 마찬가지이다. 자신만의 존재 가치를 회복하여 관계 안에서 가장 나다운 모습으로 존재하도록 하는 것이 회복이다.

내적작동모델(Internal Working Model)

내적작동모델은 생애 초기에 주 양육자와의 경험에 의해 형성되는 자기와 타인에 대한 내적 표상이다. 36개월 이전의 아이는 양육자와의 경험을 통해 자신이 어떤 존재인지, 타인은 어떤 존재인지를 감각과 감정, 그리고 암묵적 기억으로 뇌에 저장한다. 그 감각, 감정, 기억은 대인관계를 할 때 무의식적으로 자신의 행동을 선택하고 결정하게 만든다. 에인스워스(Ainsworth)는 대인관계에 영향을 주는 행동 특성을 자율형, 집착형, 회피형, 미해결형 등 4가지 유형으로 구분하였다.

- **자율형**은 관계에서 타인의 시선과 평가에 자유로운 유형이다. 이들은 자기 생각과 감정을 신뢰하기 때문에 타인의 눈치를 보면서 자신의 행동을 결정하지 않는다. 대신 이들은 자신뿐 아니라 타인의 감정과 사고, 욕구를 모두 존중하며 타인과 원만한 관계를 유지한다. 그리고 자신의 과거 경험에 대해서도 자유로워서 과거의 경험으로 현재의 삶을 왜곡하지 않고 있는 그대로 볼 수 있으며 이것들을 다른 사람들에게 감추려 하지도 않는다.

- **집착형**은 타인의 행동과 반응이 매우 중요하기 때문에 타인의 결정에 무조건 따르려는 유형이다. 이들은 타인에게 관심과 사랑을 받고 있는지 계속 확인한다. 그리고 관심과 사랑을 받기 위해서 자신의 욕구와 감정을 무시한다. 그 결과, 자신의 감정과 생각을 신뢰하지 못하고, 과거의 미해결된 사건과 경험에서 자유롭지 못하기 때문에 그때를 회상하면 화, 분노, 우울, 죄책감 등의 감정에 사로잡혀서 현재를 살아간다. 가령, "너는 우리 엄마 같아", "이런 사람은 우리 아빠 같아서 싫어" 등의 말을 하며 과거의 색안경으로 타인을 평가하고 판단한다.

- **회피형**은 자신이 느끼는 감정은 무엇이고 떠오르는 생각에 집중하지 않을 뿐 아니라 타인의 감정이나 행동에도 반응하지 않고 의도적으로 무시하고 회피하는 유형이다. 그리고 과거의 미해결된 사건이나 경험에 대해서도 과

거는 과거일 뿐이라고 벗어난 것 같지만, 실제로는 벗어난 것이 아니라 피하는 것일 뿐이다. 이들은 타인에게 의지하거나 의존하는 것도 거부하고 자신만의 세상에서 머무르며 스스로 문제를 해결하려고 한다. 주로 이들은 관계에서 단절이라는 방식을 사용하며, 감정적으로 타인과 얽히는 것을 좋아하지 않는다.

- **미해결형**은 과거의 미해결 사건이나 경험에서 벗어나지 못해서 현재도 마치 과거에서 살고 있는 것처럼 생생하게 그때의 감정에 휩싸이는 유형이다. 이들 중에는 어린 시절 정서 또는 신체적인 학대와 방임을 경험한 사람들이 많으며, 지금도 관계 안에서 그때의 공포와 두려움을 느끼기 때문에 사람에게 쉽게 다가가지 못하거나 깊은 관계를 피한다. 이들은 타인에 대한 신뢰가 불안정하여 감정적으로 변화무쌍하고 행동도 예측하기 어렵다.

자기 점검하기 1 관계 탐색하기

〈관계도 그리기〉

관계도 그리기는 자신의 과거와 현재에 맺어 온 사람들과의 관계 양상을 알아봄으로써, 관계의 어려움, 특정한 패턴과 욕구와 기대 등을 인식하도록 돕는다. 그를 통해 소중한 관계와 그렇지 못한 관계를 구분하고 관계의 방향성을 점검하도록 돕는 방법이다.

실시 방법

1. 자, 눈을 감고 현재까지 자신의 삶에 영향을 준 사람들에 대해 생각해 보세요.
2. 눈을 뜨고 자신을 가운데 그리고 자신의 주변에 영향을 준 사람들을 동그라미로 표현해 보세요.
3. 그 사람과의 관계를 표시하세요. 친밀하면 실선(—), 소원하거나 단절되었으면 점선(···), 갈등이면 지그재그(⌇)로 표시하세요.
4. 각 사람을 생각하면 떠오르는 형용사 3개씩을 쓰세요.
5. 긍정적 영향을 주는 사람에게는 ★표를 하고, 부정적 영향을 주는 사람에게는 ×표를 하세요.
6. 활동한 작품에 제목을 정하세요.

자기 점검을 위한 질문

- 나에게 소중한 사람은 누구인가? 그 이유는 무엇인가?
- 내가 힘들어하는 사람은 누구인가? 그 이유는 무엇인가?
- 그 관계를 끊지 못하는 이유는 무엇인가?
- 관계에서 듣고 싶은 말은 무엇인가?
- 관계에서 원하는 것은 무엇인가?
- 관계에서 힘들어질 때가 언제인가?
- 관계가 힘들어지면, 나는 어떤 행동이나 방식을 사용하는가?

3.

관계 외상

‘중독은 관계의 상처로 시작된다’

3.
관계 외상
'중독은 관계의 상처로 시작된다'

관계 외상(relationship trauma)은 친밀한 대상에게서 받은 반복적이고 지속적인 심리적 상처이다. 관계 외상은 신체 학대뿐 아니라 말로 받은 상처, 보호나 정서적 지지가 필요할 때 보호받지 못한 경험에 의해서도 유발된다. 그리고 감정을 담당하는 변연계라는 뇌에 각인되어 외상을 연상시키는 촉발사건이 발생하면 그때의 감정과 감각들을 재경험시킨다.

관계 외상은 크게 두 가지 측면에서 중독에 영향을 준다. 첫 번째는 관계에서 생긴 심리적 상처가 중독의 원인이 된다. 관계 외상을 경험한 사람은 불안, 두려움, 우울, 수치감, 분노, 외로움, 공허함, 죄책감, 무가치감 등의 다양한 부정적 감정을 느끼며, 자신을 무가치하고 쓸모없고 무능력한 사람이라고 생각한다. 이런 부정적 감정과 생각은 견디기 힘들기 때문에 빨리 벗어나려고 나름대로 해결 방법을 찾게 되는데, 술, 약물, 도박, 쇼핑, 성, 게임 등과 같은 중독 행동인 경우가 흔하다. 중독자의 자녀이였고 배우자였던, 그리고 중독전문가인 티안 데이튼(Tian Dayton)은 중독을 관계 외상의 '자기 치료적 행동'이라고 말했다. 사람은 관계에서 받은 상처를 잊기 위해서는 다른 것에 몰입하고 회피해야만 한다. 그래야 그 상처로 인한 고통을 느끼지 않고 현재 삶을 살아갈 수 있기 때문이다. 하지만 관계에서 받은 부정적 감정과 생각이 긍정적으로 변화되려면 관계 안에서 위로받고 지지받아야 상처가 치유된다. 그러나 관계 외상이 있는 사람은 과거 타인으로 받았던 상처 때문에 타인에게 의지하거나 위로를 구하지 않고 기대도 않는다. 결국 관계 안에서 치유하지 못하고 스스로 해결책을 찾게 된다.

"약물은 저에게 정말 좋은 친구예요. 항상 형과 비교당하며 못 한다고 비난을 받았어요. 그래서 저는 타인들이 비난할 것 같은 두려움이 있어요. 저는 직업이 외판원인데 다른 사람 앞에만 서면 말도 못 하고 주눅이 드는 거예요. 정말 제가 바보처럼 느껴졌어요. 그런데 약물을 하고 다른 사람 앞에서 이야기하는 모습을 보면서 마치 제가 무엇이든 다 할 수 있을 것 같이 느껴져요. 약물을 했을 때는 정말 실적도 좋았어요."

"엄마가 저를 낳고 아버지의 알코올 문제 때문에 집을 나가서, 엄마의 얼굴을 본 적이 없어요. 할머니와 함께 살았는데,

항상 할머니는 저에게 엄마 없는 자식이라며 불쌍하다고 하셨어요. 저는 제가 버림받은 불쌍한 사람이라는 생각을 지울 수가 없었어요. 그래서 다른 사람을 만나면 버림받을지 몰라 불안했고, 그런 저를 버리지 않고 받아줄 것 같은 사람이 있으면 그 사람에게 온 마음을 다했어요. 그래도 불안은 사라지지 않았고 오히려 다른 사람들에게 이용당했어요. 그때 아는 언니를 통해 약을 만나게 되었어요. 불안이 사라지고 세상이 저를 환영하며 꽉 안아주는 것 같았어요. 그때 첫 느낌을 잊을 수가 없어요."

중독 물질이나 행동은 일시적으로 부정적 감정과 생각에서 벗어나게 해주기 때문에 자신도 모르게 그것에 의존된다. 그러나 궁극적으로는 부정적 감정이나 생각이 사라진 것이 아니기 때문에 중독 물질이나 행동에 더 깊게 빠지게 된다. 이 역시 도파민의 영향이다. 관계 외상이 있는 사람은 신경계의 영향으로 몸이 긴장되고, 과도한 불안과 두려움을 느끼거나 우울을 경험한다. 그리고 자신이 무가치하고 무능하게 느껴진다. 그때 술이나 약물, 게임, 도박 등을 하면 즐거움을 주는 도파민이 나오게 되고 잠시 불안하고 우울함을 잊을 수 있게 된다. 하지만 도파민은 중독성이 있어서 더 많은 양의 도파민을 원하게 된다.

은주 씨는 게임중독으로 현재 치료를 받고 있다. 3년 전부터 대학을 휴학하고 자신의 방에서 나오지 않고 게임에 몰입하여 일상생활의 어려움을 겪고 있다. 은주 씨는 처음부터 게임에 빠진 것은 아니다. 수업을 듣는 학생들이 자신에 대해 웅성거리는 소리를 들은 후부터 자신의 외모와 행동에 대해서 흉을 보는 아이들을 마주하기 두려웠고, 다른 사람이 자기 흉을 보는 것처럼 느껴지면서 학교에 갈 때마다 몸이 긴장되고 가슴이 두근거렸다. 불안하고 두려워서 학교에 가지 않고 방안에서만 지냈다. 그래도 불안과 두려움이 사라지지 않았다. 그러다가 자신이 정말 쓸모없는 사람처럼 느껴져서 갑자기 자살 충동이 들었다. 자살 충동에서 벗어나고 싶어서 게임을 시작하였다. 게임에 몰입하고 있을 때는 자신이 무언가를 할 수 있는 사람처럼 느껴졌고, 불안과 두려움을 잊을 수 있었다. 하지만 시간이 지날수록 자신이 더 한심하고 무가치하게 느껴져서 게임을 그만두고 싶지만 벗어날 수 없는 자신을 발견하게 되었다.

두 번째는 중독이 관계 외상을 유발한다. 중독 물질이나 행동에 의존되면 소중한 사람보다는 중독 대상을 선택하는 상황들이 빈번해지면서 소중한 사람에게 물질적 또는 심리적 상처를 주게 된다. 어린 자녀의 생일날에 약을 하자는 친구의 전화를 받고 집을 나가거나, 부인이 힘들어하는 순간에도 부인의 옆을 지키기보다는 도박을 선택하거나, 어렵게 모은 자녀의 대학 등록금이나 결혼자금을 술값으로 쓰기도 한다. 이런 선택들은 가족에게 소중하지 못하고 가치가 없으며 버림받았다는 느낌을 주게 된다. 그래서 중독자가 가정으로 돌아와도 가족들은 여전히 중독자와의 관계에서 풀리지 않는 감정들로 힘들어한다. 한 아내는 남편이 단약을 하였지만 신뢰가 회복되지 않아 다른 형태의 어려움을 겪었다. 그분은 "어린 시절부터 저는 가족 안에서 순하고 말이 없어서 존재감이 없는 아이였어요. 그런데 제가 가지 말라고 매달렸지만 남편이 저의 손을 뿌리치고 친구들과 약을 하러 갔을 때 정말 죽고 싶을 만큼 힘들었어요. 저는 존재감 없는 어린 시절의 상처를 반복하는 것 같았어요. 그래서 남편이 지금 단약을 하고 돌아왔지만 남편을 보면 화가 나요"라고 하였다. 알코올 중독자의 한 자녀는 자신의 아들을 볼 때마다 슬픔이 느껴진다고 하였다. 자신은 아버지와 함께 여행하거나 놀아 본 기억이 전혀 없고 항상 술에 찌들어 있던 아버지의 모습만이 기억나고 지금은 돌아가셔서 함께 즐거움을 나눌 수 있는 기회가 없다는 것이 슬프다고 하였다.

중독자도 가족 안에서 상처를 입고 소외감, 고립감, 외로움을 느끼는 마찬가지다. 중독에 빠져 있는 동안, 자녀의 졸업식이나 결혼식, 아내의 수술이나 부모의 임종 등 소중한 사람들과 함께 할 수 없어서, 가족에게 멀리 떨어져 외톨이가 되어 있는 자신을 발견하게 된다. 그래서 가족에 대한 미안함과 죄책감, 그리고 소외감과 외로움에서 벗어나고자 다시 중독에 빠지는 악순환을 반복하기도 한다.

승기 씨는 단주를 결심하면서 아는 사람이 없는 산골에 들어갔다. 그 이유는 자꾸 주변 사람들과 문제가 생겨서 재발되기 때문이었다. 그래서 사람이 없으면 상처를 줄 사람도 없고 술을 권하는 사람도 없을 것이라고 생각했다. 그런데 승기 씨는 산골에서 견디기 어려울 정도로 외로웠다. 밤에 멀리 차도로 자동차 불빛이 보이면 막 뛰어가서 달리는 차에 손을 흔들었고, 말 걸어주는 사람을 찾아서 마을로 내려가는 횟수가 점점 늘어났고, 심지어 마을 사람들에게 시비를 걸어 싸우기도 하였다. 승기 씨는 관계가 회복에 방해가 된다고 생각했지만, 알고 보니 외로움이 회복에 가장 큰 방해요인이라는 것을 알게 되었다.

술 먹는 아버지를 피해 도망갔던 어머니, 술주정뱅이의 아들이라고 놀리며 놀아주지 않던 친구들, 아버지를 무서워하며 피하던 동네 사람들과의 경험으로 승기 씨는 어린 시절부터 외로움이 친구였다. 외로움을 잊기 위해, 일부러 학교에서 말썽도 피우고 동네 사람들과도 싸웠다.

사람은 관계에서 상처를 받으면 관계를 피하거나 단절하지만 관계를 단절하고 홀로 살아갈 수 있는 사람은 없다. 관계는 상처를 주기도 하지만 서로 보듬고 치유하는 힘도 준다. 승기 씨는 진정한 후원자와 A.A.모임을 통해서 외로움과 외톨이의 상처를 치유할 수 있었다.

회복에서 중요한 열쇠는 관계 회복이다. 즉, 중독으로부터 회복되려면 관계가 먼저 회복되어야 한다. 자신의 존재를 인정받고, 위로받고, 지지받을 수 있는 관계가 있어야 한다. 그렇지 못하면 회복과정에서 외로움, 공허함, 죄책감, 서운함, 원망, 분노 등의 부정적인 감정이 쌓여서 재발 가능성이 높아진다. 그러나 관계는 저절로 회복되는 것은 아니다. 자신과 타인에 대한 기본적인 신뢰가 바탕 되어야 한다. 신뢰를 쌓기 위해서는 받았던 상처를 서로 인정하고 치유하는 시간이 필요하다. 그래서 회복은 중독자 혼자만의 노력이 아니라 모두가 노력해야 한다.

관계 외상 사례

'착한 아이'

어느 날 밤, 엄마가 울고 있었다. 아빠가 도박으로 큰 빚을 지게 되었고 깡패에게 쫓기는 상황이었다. 엄마가 울면서 아빠에게 하소연하는 소리를 듣고 잠이 깼지만 나는 무서워서 움직이지도 않고 누워서 자는 척을 했다. 그때 나는 초등학생이었다. 그 뒤로 아빠는 도박을 끊겠다고 약속하고 다른 고장으로 이사를 갔다. 하지만 새 출발도 잠시뿐, 아빠는 다시 도박에 빠졌다. 집안은 항상 조용할 날이 없었다. 엄마는 울거나 화를 내었고, 그런 엄마를 피해서 아빠는 도박에 더 빠졌다. 한번은 초등학생 때, 엄마가 요리를 하다가 아빠에게 칼을 들이대시며 온 가족이 모두 죽자고 하셨다. 그때 나는 정말 무서웠다. 그 뒤부터 나는 엄마의 눈치를 살피게 되었다. 엄마가 화가 나면 아빠를 죽이거나 엄마가 죽을 것 같은 공포 때문에 나는 엄마를 화나지 않게 하려고 엄마의 기분을 맞추었다. 엄마는 나에게 사랑이라는 이름으로 지나치게 관여하거나, 때로는 아빠와 닮았다는 이유로 매질하였다. 엄마는 정말 예측할 수 없는 존재였다. 아빠는 엄마가 그런 행동을 하는 걸 알면서도 방임하셨다. 남동생은 엄마에 대한 불만을 온몸으로 표현하며 가출과 비행을 일삼았고, 나는 그런 동생의 행동이 엄마를 자극할까 두려워서 착한 딸이 되려고 숨죽이고 살았다.

지금도 나는 직장이나 대인관계에서 엄마처럼 나를 통제하고 나에게 함부로 대하는 사람들을 보면, 화를 내거나 부당함을 이야기하기보다는 마치 입안의 혀처럼 그들의 비위를 맞춘다. 주변 사람들이 그런 나의 모습을 보면서 '바보 같다'라고 말하지만 나는 바보 같은 내 모습이 편하다. 내가 주장을 하면 그들은 더 화를 낼 것이고, 나는 그 화를 감당할 수 없을 것 같다.

자기 점검하기 2 관계 외상 탐색하기

〈상처받은 아이〉

'상처받은 아이' 활동은 어린 시절의 친밀한 사람에게 받았던 상처를 탐색하기 위한 활동으로 어린 시절 상처받았던 아이의 감정, 사고, 욕구, 기대 등에 대해서 알아보고, 상처받은 아이를 스스로 위로함으로써 관계 외상에서 벗어날 수 있도록 도와준다.

실시 방법

1. 자, 눈을 감고 어린 시절 기억에 들었던 말이나 상황 중에서 상처로 남는 말이나 상황을 생각해 보세요.
2. 그 말을 들었던 상황을 이미지로 떠올려 보셔요.
3. 떠오른 이미지를 그림으로 표현해 보세요.
4. 완성한 작품에 제목을 정하세요.
5. 활동 후에 드는 생각이나 느낌을 이야기해 보세요.

자기 점검을 위한 질문

1. 그 아이는 몇 살쯤 되어 보이나요?
2. 그 아이는 어떤 기분을 느꼈을까요?
3. 그 아이가 원하는 것은 무엇이었을까요?
4. 그 아이가 그 상황에서 하고 싶었던 것은 무엇이었을까요?
5. 그때 그 아이에게 필요한 것이 있다면, 무엇이었을까요?
6. 지금의 내가 그 아이에게 다가가서 하고 싶은 말이 있다면 무엇인가요?
7. 그때의 경험이 현재 나에게 어떤 영향을 주고 있나요?

4.

회복에 이르게 하는 힘 '관계'

4.
회복에 이르게 하는 힘 '관계'

"제가 바닥 가장 깊은 곳으로 떨어져서 아무도 제 주변에 없다고 생각할 때, 큰아이가 혼자서 저를 위해 울며 기도하는 모습에 제가 이러면 안 되겠다고 생각했어요. 그때 술을 끊어야겠다고 결심했어요." (40대, 알코올 중독자)

"자식이 약을 한다는 것을 알았을 때 세상이 무너지는 것 같았어요. 제가 살아온 삶들이 다 부질없다는 생각도 들었지요. 하지만 다른 사람들이 저의 아이를 손가락질하는 모습을 보면서 그 아이가 참 외로워 보였어요. 저라도 아이에게 비난하지 않는 부모가 되고 싶었어요." (50대, 기소 유예를 받은 아들의 어머니)

"가족들은 나를 모두 떠났어요. 하지만 자조 모임에서 만난 나를 그대로 받아주는 멤버들을 통해 새로운 경험을 하였어요. 이들과 함께 있으면 자유롭고 나를 그대로 사랑하고 있다는 느낌이 들어요." (30대, 도박중독자)

정서적 지지대상은 회복에 큰 역할을 한다. 위의 예들처럼 중독자가 회복을 결심하는 가장 큰 이유 중 하나가 관계 안에서 사랑을 느끼는 순간이다. 그리고 재발의 유혹으로부터 지켜주는 것도 관계이다.

사람은 스스로 선택하고 통제할 수 있는 존재라고 생각한다. 그러나 수십 번, 수백 번 단주, 단도박, 단약을 결심하지만, 중독자의 뇌는 그 의지를 헌신짝처럼 버린다. 자신의 행동에 대한 결정권을 가질 수 없는 현상, 이것이 바로 중독이다. 그럼, 세상에 자신의 힘이나 의지로 안 되는 일들은 어떻게 극복하고 이겨낼 수 있을까? 그것은 바로 다른 사람의 지지와 격려가 있을 때 가능하다. 혼자 중독과 줄다리기하면 끌려가기 마련이지만, 가족이나 자신을 지지하는 사람과 함께 당기면 끌려가지 않고 버틸 수 있다. 실패와 좌절을 느낄 때 함께 안타까워하고 슬퍼해 주는 사람이 있어야만 좌절을 견디고 다시 도전할 수 있는 힘이 생긴다.

가족은 지지적 관계에 중요한 부분이다. 밑바닥에 떨어져 무가치하고 어쩔 수 없는 무능력감에 빠져 있어도 괜찮다고 다독여주고 손잡아 다시 일으켜 주는 게 가족이다. 그런 가족이 있을 때 버틸 수 있는 회복의 힘이 생긴다.

도박중독자였던 태호 씨는 살고 싶지 않다고 느꼈을 정도로 바닥까지 떨어졌을 때, 마지막이라고 생각하고 20년 넘게 발을 끊었던 고향 집을 찾았다. 그곳에서 자신 때문에 전답을 팔고 생계를 위해 남의 집 일을 하는 80세 넘은 노모는 말없이 밥을 차려주었다. 그리고 태호 씨의 손에 구겨진 몇 푼 안 되는 돈을 주면서 “밥 잘 먹고 다녀라”라고 하였다. 태호 씨는 이 한 마디에 펑펑 울었다. 도박중독자라고 아무도 믿지 않고 모두 자신을 떠났는데, 그리고 그 돈을 당장 도박판에 가져갈 것을 알면서도 돈을 주는 노모를 보면서 태호 씨는 단도박을 결심하였다.

알코올 중독자 영철 씨는 어린 시절 부모의 이혼으로 이집 저집 다니면서 살다가 자신을 키워주시던 할머니가 돌아가시고 아동양육시설에 들어갔다. 영철 씨는 살기 위해 막노동을 하면서 고된 삶을 잊고 고달픈 삶을 위로하고자 술을 마셨다. 그에게 술은 유일한 가족이며 친구였다. 그러다 간암 선고를 받았다. 하루하루 사느라 치료비로 쓸 수 있는 돈도 없었으며, 그를 도와줄 수 있는 주변 사람도 아무도 없었다. 그런 그에게 얼굴도 알지 못하는 중독자 회복을 사역으로 하시는 목사님이 다가왔다. 영철 씨는 목사님의 도움이 진심으로 느껴지지 않았고, 자신의 명성을 위한 가식적 행동으로 느껴졌다. 하지만 도움이 필요했던 영철 씨는 거짓으로 신앙생활을 하였다. 그리고 간암 수술을 마친 후에 영철 씨는 다시 술을 마셨다. 영철 씨는 목사님이 자신을 구제 불능이라고 생각하고 실망하며 떠나갈 것이라고 생각하였다. 하지만 목사님은 재발에 대해서는 어떤 비난도 하지 않으시고 영철 씨의 손을 꼭 잡으며 “영철 씨 힘드셨지요. 그래도 하나님은 영철 씨와 함께 계십니다”라고 말하셨다. 그 순간 영철 씨는 목사님의 진실한 마음이 느껴졌고, 그 후로 회복의 길로 들어섰다.

사람을 변화시키는 힘, 중독자에게 회복의 동기를 심어주는 근원이 관계이다. 중독치료에 효과적이라고 알려진 동기강화상담(Motivational Interviewing)에서는 회복에 대한 동기를 불러일으키기 위해 중독자의 마음속 불일치감을 키우는 게 중요하다고 한다. 많은 중독자의 불일치감은 대부분 가족이나 소중한 사람과의 관계로 귀결된다. 좋은 아버지, 배우자, 자식이고 싶은 마음, 소중한 사람에게 미안함과 보상하고 싶은 마음, 누군가를 지켜주고 싶은 마음 등이 중독에 대한 불일치감을 키워준다. 한참 약에 취해 있을 때 태어나자마자 할머니 집에 맡겨 키운 여섯 살 자녀가 보낸 "아빠, 보고 싶어요"라는 문자에 알 수 없는 울음이 나왔다는 약물중독자, 교도소에 수감되었을 때 하루도 빠지지 않고 면회를 오는 배우자에게 "그만, 다른 사람 만나"라고 이야기했지만 그래도 자신을 포기하지 않았던 아내에게 고마움을 느낀 도박중독자, 자녀의 결혼자금을 가지고 도박판으로 갔던 도박중독자의 마음에도 가족에 대한 미안함과 사랑이 자리하고 있다.

가족은 피를 나눈 가족뿐 아니라 그 사람을 사랑하고 지지하는 심리적 가족도 포함된다. 그래서 자신의 마음과 행동을 이해하고 수용해 주는 사람을 만나면 마음이 편해지고 자신이 가치 있는 사람으로 느껴진다. 회복자가 자조 모임에서 회복의 힘을 받는 것도, 그리고 자조 모임 멤버를 식구라고 부르는 것도 이 때문이다. 자조 모임에서 다른 사람이 처음으로 비난하지 않고 있는 그대로의 자신의 모습을 이해하고 알아줄 때, 아무에게도 이야기할 수 없었던 자신만의 이야기를 진솔하게 할 수 있었을 때, 그 감동을 잊을 수가 없다고 회복자들은 이야기한다.

자조 모임은 중독자였던 밥 스미스(Bob Smith)와 빌 윌슨(Bill Wilson)가 알코올 자조 모임(Alcoholics Anonymous; A.A.)을 처음으로 시작하였다. 자조 모임의 기본 정신은 회복과 사명이다. 지금까지 삶의 태도를 깊이 탐색하고 변화시키며, 자신의 변화된 경험을 다른 중독자와 나눔으로써 중독자의 회복을 돕는 것이다. 이는 상담 및 심리치료의 궁극적 목표인 자기 인식과 자기 이해 그리고 수치심, 죄책감, 비난을 넘어선 자기 수용, 이를 통한 타인에 대한 진정한 공감과 존중의 정신과 일치한다. 그래서 자조 모임은 후원자를 비롯하여 멤버들이 중독자에게 수용과 공감을 해주는 정서적 지지원의 역할을 한다.

자조 모임이든 가족이든 중요하지 않다. 한 중독자가 회복의 길을 걷기 위해서는 자신을 있는 그대로 인정하고, 힘들 때 기꺼이 손을 내밀어 주고, 잘못된 길로 갈 때 진심으로 걱정해 주는 사람이 있어야 한다. 이런 대상은 중독자뿐 아니라 사람이 살아가기 위해 누구에게나 필요하며, 그런 대상을 통하여 자신의 존재와 가치를 회복하며, 실패와 좌절 상황에서도 다시 일어날 수 있는 회복탄력성이 생긴다.

예전에 자녀가 약물에 빠진 것을 알고 중독전문가를 찾아다니면서 자녀를 도울 방법을 찾던 부모를 만난 적이 있다. 그분이 자녀를 돕기 위해 모은 자료가 가방으로 한가득이었다. 자녀를 돕기 위해 여기저기 찾아다니며 자료를 모은 그 부모를 보면서 '그분의 자녀는 자신을 사랑하는 부모가 있어서 참 행복하겠구나'라고 생각했다. 그 자녀가 부모가 바라는 대로 회복하지 못할지도 모르지만, 자신을 진심으로 사랑하는 가족이 있다는 것을 느끼는 순간에 회복의 씨앗이 자랄 것이라고 믿는다.

도박중독자의 경험담

'적극적 기다림'

저는 중독자입니다. 이 자리는 저에게 가장 기쁜 상을 주는 날이고 여러분의 축하도 받고 싶은 자리입니다. 오늘 제가 하고 싶은 얘기는 '적극적 기다림'입니다. 이것은 협심자에 대한 이야기일 수도 있고 같은 아픔을 겪는 가족의 이야기일 수도 있습니다.

저는 30년 전부터 빠찡코를 시작으로 화투, 포카, 카지노, 인터넷 도박 등 할 수 있는 도박은 모두 섭렵하였습니다. 그리고 3년 만에 부모가 사 준 집을 도박으로 날렸습니다. 그때 충격으로 잠시 도박을 멈추면서도 가족에게 들키지 않는 선에서 20년간 사교성 도박을 즐겼습니다. 그러다 마지막에 '바카라'를 만났습니다. 바카라는 저에게 수많은 희망과 끝없는 상상력을 자극하면서 도박으로 한 밑천 잡을 수 있다는 헛된 희망을 주었습니다. 이전의 도박으로 한 밑천 잡겠다고 생각해 본 적은 없었기에 더욱 매력적으로 다가왔고, 결국 저는 바카라에 빠져서 모든 재산과 아내의 유산까지 탕진했습니다. 또한 사채 빚을 져서 직장도 그만두고 사채꾼들을 피해 도망 다녔습니다. 그러다 그 모든 빚을 한 번에 갚고 싶다는 희망으로 티셔츠 세 벌과 70만 원을 가지고 필리핀으로 향했습니다. 하지만 희망과는 달리 마닐라에서 꿈도 희망도 없이, 일 년간 노숙 생활을 했습니다. 하루에 한 끼를 먹기 어려우면서도 도박장에서 구걸한 돈으로 또 도박을 했습니다. 그러다 수소문 끝에 저를 찾으러 온 동생과 누나 손에 이끌려 한국에 다시 돌아왔지만 새로운 출발은 꿈도 꾸지 못했습니다. 대리운전도 하고 동생이 하는 마트에서도 일했습니다. 그럼에도 불구하고 저는 도박을 끊을 수 없었고, 동생이 모아놓은 돈을 훔쳐서 도박을 하였고, 아들의 학비를 가져다 도박을 해서 아들도 저를 아버지로 인정하지 않는다고 했습니다. 도박을 멈추고 싶었지만 저의 힘으로는 도박을 멈출 수가 없어서 죽음을 선택했습니다. 그러다 절망감으로 GA를 찾았고, GA 식구들을 통해서 지금 여기에 서 있게 되었습니다.

아직 빚을 다 갚지는 못했지만 저는 지금 행복합니다. 이 모든 것이 GA 가족 여러분과 아내를 포함한 우리 가족 덕분입니다. 저 혼자서는 할 수 없었습니다. 아내는 사회적으로 모든 것을 잃고 거리에서 구걸하는 저를 책망하지 않고 온전한 사람으로 다시 돌아오기를 기다렸습니다. 그러면서도 가정의 모든 경제를 책임지고 애들이 실망하지 않게 다독여서 지금까지 잘 살아왔습니다. 미국에 유학하던 딸 학비를 훔쳐 도박으로 다 날렸지만, 딸은 경제적으로 자신을 힘들게 한 저를 한 번도 원망하지 않았습니다. 그건 아내가 아이들에게 아버지로서의 저의 자리를 찾아주려 애썼기 때문입니다.

오십 중반에 모든 것을 다 잃고 의욕도 없이 살던 저를 다시 일으킨 세운 것은 가족이었습니다. 그리고 그 가족은 그냥 기다린 것이 아니라 적극적으로 기다려주었습니다. 아이들은 자신의 자리에서 열심히 아르바이트를 하면서 학교를 다녔고, 아내는 평생 돈을 벌어본 적이 없었지만 이리저리 열심히 돈을 벌었습니다. 그러면서도 불평불만 없이 저와 아이들을 지지해 주었습니다. 가족이 바로 서 있기 때문에 저는 가족의 울타리에서 다시 힘을 받을 수 있었습니다. 저는 지금의 이 행복과 딸에게 주는 희망을 깨고 싶지 않습니다. 가족은 저에게 희망과 단도박을 향한 열망을 주었습니다.

가족 여러분, 협심자가 단도박을 결심하고 돌아왔을 때 다시 속을지라도 믿어줍시다. 단도박을 결심한 것이 얼마나 대단한 것인지 중독자가 아니면 모르실 것입니다. 분명 다시 속이고 좌절을 안겨줄 겁니다. 그러나 저 같은 자식이 반성하고 다시 돌아왔을 때, 그 어머니가 살아 계시지 않으면 그 아들은 죄책감에 평생 도박의 굴레에서 못 벗어납니다. 저 같은 협심자를 가진 어머니는 건강을 챙기는 것도 적극적 기다림입니다. 그리고 남아 있는 가족이 열심히 자기 자리에서 자기의 삶을 사는 것도 적극적 기다림의 한 모습입니다. 그래야 다시 돌아올 자리가 있고 바로 설 수 있는 기회가 있기 때문입니다.

- 회복 중인 A가 2년 잔치에서 쓴 편지-

자기 점검하기 3 소중한 관계 떠올리기

〈감사 편지쓰기〉

'감사 편지쓰기'는 자신의 과거와 현재를 돌아보면서 자신의 삶에 긍정적 영향을 주었던 소중하고 감사한 사람과의 경험을 떠올리면서 자신이 사랑받았다는 자기 인식을 높이기 위한 활동이다. 회복자에게 사랑받았던 경험은 자신의 긍정적 가치를 강화하며, 회복탄력성을 높여서 회복의 동기를 높여준다.

실시 방법

1. 자, 오늘 자신의 삶이 마지막 밤이거나 멀리 떠난다고 상상해 봅시다.
2. 지금까지 살아온 자신의 삶을 어린 시절부터 청소년기 그리고 성인기까지 떠올려 보세요.
3. 힘든 경험도 있었지만 그래도 함께 해서 좋았던 경험도 있었습니다. 함께 해서 좋았던 경험을 떠올려 보시고 그곳에 머물러 보세요.
4. 그리고 마지막으로 편지를 쓴다면, 누구에게 쓰고 싶은지 한 명을 선택해 보세요. 그 한 명이 실존하는 사람이어도 되고, 신이어도 되고, 애완동물이어도 좋습니다.
5. 그 대상에게 마음으로 또는 실제로 감사의 편지를 써보세요. 원망하는 마음도 있을 수 있지만, 그 마음은 다음에 나누도록 하고, 그 대상에게 감사한 마음을 전해 보세요.
6. 다 쓴 편지를 큰소리로 읽어 보세요.

자기 점검을 위한 질문

- 그 대상에게 진심으로 받은 것이 무엇인가요?
- 감사하고 소중한 대상에게 전해주고 싶은 말이 무엇인가요?
- 그 대상에게 사랑받았던 자신의 모습을 떠올리면서 어떤 느낌이 드시나요?
- 그 느낌이 신체 어디에서 느껴지나요?
- 그 대상에게 받은 것을 다른 대상에게 전해준다면 누구에게 전해주고 싶은가요? 그 이유는 무엇인가요?

5.

회복탄력성

'정서적 지지로 다시 일어서다'

5.
회복탄력성
'정서적 지지로 다시 일어서다'

회복탄력성(resilience)은 실패상황에서도 역경을 극복하고 다시 일어날 수 있는 능력으로, 삶의 역경에도 굴하지 않는 강인한 힘의 원동력이다. 탄력성은 원래 형태로 돌아간다는 의미로, 실패와 좌절로 인해 찌그러지고 부서져도 다시 인간의 긍정적 본성으로 돌아간다는 뜻이다.

심리학자 에이미 워너(Emmy Werener)는 하와이군도 카우아이섬에서 태어난 아이들을 대상으로 인간을 부적응자로 만드는 요인에 대해 연구하였다. 그는 사람들이 처한 환경보다는 그 환경을 바라보는 태도에 따라 사회 적응력이 다르다는 것을 발견하였다. 즉, 불행한 환경이지만 긍정적으로 바라보는 태도가 그 환경을 극복하고 행복한 삶을 살도록 한다는 의미이다. 긍정적으로 바라보는 태도는 어린 시절부터 지지적이며 공감적이며 항상 격려해 주는 사람이 있을 때 형성된다.

중독에서 벗어나 회복으로 가는 길에 회복탄력성은 매우 중요하다. 정말 상상도 할 수 없는 힘든 상황에서도 인간의 회복에 대한 본성을 인식하고 그걸 믿고 따르는 것이 중요하다. 그래서 12단계 치료 중, 2단계 '우리보다 위대하신 힘이 우리를 본정신으로 돌아오게 해주실 수 있다는 것을 믿게 되었다'는 회복탄력성의 중요성을 이야기하고 있다. '본정신'은 인간이 가지고 있는 그 사람만의 독특한 본성을 의미한다. 즉, 참자기(real self)를 의미한다.

중독으로 인해 선하고 가치 있는 본성이 나약하고 비겁하고 이기적이고 추하게 변하지만, 우리가 믿은 위대한 힘에게 자신이 중독자이며 나약하고 비겁하고 이기적이며 추하다는 것을 진실로 고백하고 본래 선한 자신의 모습으로 돌아올 수 있다는 믿음을 가질 때 회복될 수 있다. 즉, 지금은 찌그러져 있지만 아래의 알코올 중독자 성철 씨처럼 반드시 원래의 모습으로 돌아갈 수 있다고 믿는 것이다.

알코올 중독자 성철 씨는 15세 때 부모의 폭력을 견디지 못해 가출하였고, 친구들과 술을 마시기 시작했다. 23세 때 술에 취해 다른 사람을 폭행해 구치소에 들어가기 시작했고, 그 이후로 음주운전, 조폭, 사기 등으로 교도소를 수시로 들락거렸다. 교도소에서 중독 프로그램에 참여하면서 알코올 중독자라는 말을 들었다. 하지만 그는 출소 후에도 그 말을 받아들이지 않았고 자신이 술을 통제할 수 있다는 것을 보여주기 위해 술을 더 많이 마셨다. 술만 마시면 폭력적으로 변하는 그의 주위에는 친구들도 모두 떠나갔고, 간간히 들어오던 일도 끊기게 되었다. 하지만 술은 끊을 수가 없었다. 그는 술을 사기 위해 구걸을 하기 시작하였고, 5년 동안 노숙 생활을 하였다. 낮과 밤이 바뀌는 것도, 계절이 바뀌는 것도 모른 채 눈을 뜨면 술을 마셨고, 술에서 깰까봐 두렵고 무서워서 또 술을 마셨다. 구걸해서도 먹고, 훔쳐서도 먹고, 오로지 술을 먹기 위해 살았다. 그러던 어느 날 역 앞의 간이 상담소가 눈에 들어왔고, 그는 의식하지 못한 채 그곳으로 발걸음을 옮겼다. "그날 제가 왜 그곳으로 걸어갔는지 이유를 알 수는 없습니다. 하지만 강한 힘에 끌려 그곳으로 가고 있는 제 모습을 발견하였고, 마음에서는 '죽고 싶지 않다', '정말 사람답게 살고 싶다'라는 강한 목소리가 들렸습니다. 그것이 제 13년 단주의 시작이었습니다" 가족 하나 없는 성철 씨는 그날 이후 힘든 단주 생활을 시작하였다. 눈만 뜨면 A.A.를 찾았고, 매일 12단계를 실천하면서 위대한 힘이 자신을 구원해 줄 것이라는 믿음으로 회복의 길을 걸었다. 지금은 A.A.에서 봉사자 역할을 하며, 중학교 때 학업을 포기해야 했던 그가 대학교를 졸업하고 병원에서 사회복지사로 근무하면서 알코올 중독자를 돕는 일을 하고 있다.

우리가 아주 바닥이라고 느낄 때, 이제는 더 이상 살아갈 힘이 없다고 느낄 때도 우리에게는 삶을 이끄는 힘이 내재되어 있다. 회복탄력성은 개인마다 차이가 있지만 모든 사람에게 있어서 그 힘을 믿고 따라가면 된다. 그래서 수많은 회복자나 그 가족들이 각자가 가진 회복탄력성을 믿고 따라가면서 자신의 삶을 바닥에서 끌어 올리고 존재의 가치를 회복하며 살아가는 것을 볼 수 있다.

회복탄력성을 높이기 위해서는 자신의 내적 자원을 찾는 것이 중요하다. 자원(resource)이란 인간 생활 및 경제 생산에 이용되는 노동력이나 기술을 이르는 말인데, 내적 자원이란 말은 인간의 삶을 이끌어 나가는 정신이나 마음의 작용이다. 내적 자원에는 용기, 인내, 사랑, 헌신, 배려, 유머, 창의성, 긍정성, 신뢰 등 여러 가지가 있는데, 삶의 고비와 난관을 만날 때 그것을 견디고 이겨내게 하는 원동력이 된다. 현재 우리가 지금-여기에 존재한다는 것은 그 고비와 난관을 견디고 이겨냈다는 증거이다. 자녀나 배우자가 도박으로 모든 재산을 잃었을 때, 술로 가족이 떠나갔을 때, 부모의 갑작스러운 죽음으로 외톨이가 되었을 때, 큰 병에 걸려서 생명이 위험할 때, 다시 재발하여 삶의 가장 바닥이라는 생각이 들 때와 같이 뒤돌아보면 정말 힘든 순간들이 많았다. 하지만 자신의 내적인 힘으로 그 순간들을 견디고 이겨내어 여기에 있는 것이다.

인간중심 상담의 창시자인 로저스(Rogers)는 "인간은 스스로 성장하고 회복할 힘이 있다"라고 말하였다. 그래서 그는 상담자가 내담자의 문제의 해결책을 제시하거나 대신 해결해 주기보다는 내담자가 스스로 해결할 수 있다는 믿음을 가지고 옆에서 공감하고 수용해 주면 된다고 하였다. 즉, 인간은 누구나 스스로 자신의 문제를 해결할 수 있는 내적 자원을 가지고 있다는 의미이다. 다만 좌절 경험이 반복되면서 학습된 무기력에 빠지게 되고 마치 자신이 자원이 없는 사람처럼 느껴질 뿐이다. 하지만 아래 형민 씨나 은정 씨처럼 인간은 스스로 자신의 삶을 살아가는 자원이 충분하다.

형민 씨는 중학교 때부터 음성 틱이라는 장애를 가지고 있었다. 음성 틱으로 인해 주변 사람들에게 놀림도 받고, 수업에 방해가 된다는 이유로 운동장에서 혼자 책을 읽거나, 복도에서 수업을 들어야 했다. 그런 환경 속에서도 형민 씨는 대학에 가야 한다는 마음으로 공부를 하였고 대학에 진학하게 되었다. 또한 남과 다르지 않다는 것을 보여주기 위해 군대도 갔으며 15년 동안 직장생활도 해냈다. 음성 틱은 스스로 조절할 수 없어서 계속 소리를 내는 장애라서 주변 사람들에게 피해를 주게 된다. 그래서 군대에서는 틱으로 많이 맞기도 하였고, 직장에서는 계속 사람이 없는 부서로 옮겨 다녔다. 그리고 고단한 삶을 위로하고 사람들과의 만남에 대한 긴장을 완화하려고 형민 씨는 과도하게 술을 마시기 시작하였다. 술에 의존한 삶을 살다가 위암이라는 진단을 받게 되었다.

지금도 형민 씨는 암과 음성 틱과 싸우는 고된 삶을 하루하루 살아가고 있다. 간혹 다른 사람에게 "어떻게 저렇게 구차하게 살아, 그냥 가족들 편하게 없어지지"라는 심한 말을 듣기도 한다. 그럴 때면 고된 삶을 끝내고 싶다, 죽어야 편안할 것 같은 마음에 하루에도 몇 번씩 죽고 싶은 생각이 들지만, 형민 씨를 버티게 해주는 것은 삶에 대한 강한 의지였다. 형민 씨는 타인의 부정적 시선에도 불구하고 포기하지 않고 자신의 삶을 헤쳐 나가는 자신의 모습이 참 대견하고 자랑스러웠다.

은미 씨는 15세까지 계부에게 지속적으로 성추행을 당했다. 전문기관을 통해서 계부와 분리되어 쉼터에서 상담과 심리치료를 받았지만 밤마다 그때의 장면들이 떠오르면 참을 수 없는 불안과 우울감, 자책, 무기력감이 엄습해 왔다. 그럴 때마다 병원에서 처방해 준 신경안정제를 먹어야 잠을 잘 수가 있었다. 증상이 점점 심해져서 졸피뎀이라는 수면제를 처방받았는데, 그 양이 점점 늘어났고 약을 먹어야만 잠을 잤다. 어느 날부터는 우울과 무기력에서 벗어날 수가 없어서 손목을 긋는 자해 행동과 자살 충동을 통제할 수 없었다. 모든 일이 자신의 탓처럼 느껴졌고, 자신 너무 한심하고 비참하게 느껴져서 자살을 시도하였다. 그렇지만 은미 씨는 상담과 심리치료를 받으면서 지금까지 살아온 자신의 모습이 진정으로 참 대단하게 느껴졌다. 집에서 독립하기 위해 매일 학교에 나가던 모습과 자신과 같은 사람들을 돕고 싶은 마음으로 공부하던 모습 등이 떠오르면서 자신이 그곳에서 벗어나기 위해 최선을 다했다는 것을 알게 되었다. 지금 은미 씨는 자신의 아픔을 바탕으로 학대 피해 아동을 돕는 사회복지사가 되었다. 자신처럼 학대로 힘든 아이들에게 삶에 대한 희망을 가질 수 있도록 돕고 있다.

중독자의 회복탄력성을 강화하기 위해서는 조건 없는 정서적 지지가 필요하다. 그래야 내면에 있는 자신의 내적 자원과 선한 본성을 만날 수 있다. 하지만 타인으로부터 비판과 비난을 받아 온 사람은 그 목소리가 자신을 비판하는 목소리로 바뀌게 된다. 그래서 매 순간 자신을 혹독하게 비난하고, 열등하고 부족한 사람이라고 여기기 때문에 항상 위축되고 자신감이 없어진다. 또한 자아의 깊은 내면에서는 자신을 수치스럽게 생각한다.

수치감은 회복탄력성과는 함께 공존할 수 없다. 수치감은 타인으로부터 비난받을 때 생기는 감정이다. 바지에 오줌을 싼 아이를 놀리는 손가락, 발표를 못 한다고 비웃는 웃음, 중독자의 자녀라고 피하는 눈빛, 가난하다고 동정하는 사람들의 수근거림 등이 수치감을 만든다. 수치감을 경험한 사람은 수치스러운 자신을 감추기 위해 에너지를 쓰게 된다.

필자가 한 회복자에게 대학원생들을 위한 중독 경험담을 부탁한 적이 있었다. 그분은 자신은 아직 그럴 수준이 되지 않았으니 성공하면 하겠다고 거절하였다. 그분은 아직도 자신을 충분하지 못한 사람, 부족한 사람이라고 생각하고 있었다. 자신을 회복으로 이끌어 준 분에게 비난과 상처를 크게 받은 적이 있었는데, 그때 들었던 말은 '당신은 미성숙하고 어린아이 같은 사람이며 이기적인 사람이니 회복자라는 이름에 먹칠하지 말라'라는 말이었다. 그 후, 그분은 그 말이 머리에서 떠나지 않았다고 한다. 그래서 자신이 원하는 것을 하려고 시도할 때마다 자신의 발목을 잡는다고 하였다. 그분이 미숙하고 어린아이와 같은 사람일 수 있다. 하지만 그 말이 칼날이 되어 자신을 비난하는 목소리를 만들고, 그 목소리가 회복탄력성을 좌절시킨다는 것은 회복의 가장 큰 걸림돌이 된다.

지금 옆에 회복자가 있다면, "너는 안 돼"라는 말 대신 **"지금까지 잘하고 있어"**, **"지금처럼 하면 돼"**라는 말을 건네보자, "중독자는 어쩔 수 없어"라는 말 대신 **"중독자로 사느라 애썼다"**, **"너도 그럴만한 이유가 있다고 생각해"**라고 말해보자.

자기 점검하기 4 내적 자원 찾기

〈내 안의 선물〉

'내 안의 선물' 활동은 자신이 경험한 어려웠던 사건이나 상황을 돌아보면서, 그 사건과 상황을 극복한 자신의 자원을 인식하여 회복탄력성을 강화하도록 돕는다.

실시 방법

1. 자, 눈을 감고 지금까지 살아온 자신의 삶을 생각해 보세요.
2. 그중에서 힘들었던 사건을 3가지만 떠올려 보세요.
3. 지금 당신이 이 자리에 있다는 것은 그 사건들을 이겨냈거나 견디고 있는 중입니다. 그 사건을 견딜 수 있었던 당신의 내적 힘은 무엇인가요?
4. 그 내적 힘을 이미지로 그려 보세요.
5. 그 이미지를 자신에게 선물로 주세요.
6. 눈을 감고, 받은 선물을 힘든 일이 일어나면 다시 사용할 수 있도록 자신의 한 부분에 저장해 두세요.

자기 점검을 위한 질문

- 나의 내적 자원은 무엇인가요?
- 그 자원을 사용했던 때는 언제인가요?
- 힘든 시간을 견디어 온 나에게 해주고 싶은 말은 무엇인가요?
- 내가 가장 우울했을 때를 떠올려 보세요. 그때의 나에게 해주고 싶은 격려의 말은 무엇인가요?
- 내가 가장 화났을 때를 떠올려 보세요. 그때의 나에게 해주고 싶은 위로의 말은 무엇인가요?
- 앞으로 힘든 시간이 온다면, 내적 자원을 어떻게 사용하고 싶나요?

6.

공동 의존

'나도 중독자에게 의존되어 있다'

6.
공동 의존
'나도 중독자에게 의존되어 있다'

중독은 중독자만의 문제가 아니다. 중독자의 가족이나 가까운 사람도 중독으로 심리적 고통과 스트레스를 받는다. 공동 의존(co-dependency)은 이런 고통으로부터 가족이나 가까운 사람이 살아남기 위해 사용하는 적응 행동이다.

중독은 공동 의존이라는 현상으로 인해 소중한 사람도 함께 중독에 빠트린다. 중독 문제가 있는 사람과 오랜 시간 함께 생활하다 보면 가족이나 주변 사람들은 자신의 감정이나 욕구는 소홀히 한 채 중독자에게 지나치게 몰입하고, 중독자의 일거수일투족에 영향을 받는다. 가령, 배우자나 자녀의 약물 사용 여부에 따라 기분이 달라지고, 그들이 거짓말을 하는 것 같으면 불안에 휩싸여 하루 종일 일에 집중할 수 없으며, 배우자나 자녀가 자신의 말을 듣지 않으면 불쑥 화가 치밀어 오르기도 한다. 오랫동안 이런 상태가 지속되면 자신은 사라지고, 중독자도 사라지고, 오로지 중독만 남게 된다. 결국 자신이 진정 원하는 것을 잃어버리고 중독자에게 집착하거나 의존하는 관계를 맺게 된다. 이처럼 중독자뿐 아니라 주변 사람들도 중독자에게 의존하는 것을 공동 의존이라 한다.

공동 의존에서 벗어나는 것은 회복의 첫 번째 과제이다. 회복은 자신의 삶을 스스로 선택하고 책임지는 것으로부터 시작하기 때문이다. 그런데 공동 의존에 빠진 사람은 타인의 기대와 욕구에 맞추기 위해 자신의 삶을 선택하지 못하고 다른 사람에게 의존하거나 통제하며 선택의 책임을 회피하려 한다. 공동 의존은 '오로지 나로 있지 않은 현상이며, 오로지 너로 있지도 못한 현상이다.' 가족 치료사인 보웬(Bowen)은 사람은 태어나면 타인에게 의존해야만 살아갈 수 있는 존재라고 하였다. 하지만 아이는 자율성이 커지면서 혼자 힘으로 살아갈 수 있다는 믿음이 생기면 의존했던 사람에게서 독립하기 시작한다. 이것을 '자기분화'라고 한다. 자기분화는 타인의 감정과 사고, 기대에서 벗어나 자신의 감정과 사고, 기대에 충실하며, 독립된 개체로 존재하는 것이다. 하지만 자기분화가 제대로 이루어지지 않으면 가족이나 관계 안에서 서로의 감정과 욕구들이 엉켜서 자신과 타인의 경계가 모호해진다. 모호한 경계는 타인이 내가 되고, 내가 타인이 되는 것이다. 가령, 아들이 좋은 대학에 들어가면 마치 자신이 성공한 것 같아서 어깨가 으쓱해지고, 배우자가 직장에서 승진하면 마치 자신이 승진한 것처럼 기분이 좋아진다. 반대로 배우자가 중독에 빠지면 모두 내 탓인 것 같고 부끄럽고 숨기고 싶은 마음이 든다.

약물 문제로 교도소에 들어갔던 중독자의 어머니 주현 씨를 만난 적이 있다. 주현 씨는 자녀가 누명을 쓴 것 같다며, 약물을 했을 리가 없다고 강하게 부인하였다. 그 이유는 자녀가 한 번도 자신을 실망시킨 적이 없기 때문이라고 했다. 자녀는 학창 시절부터 다른 사람들보다 뛰어나서 주현 씨의 자랑이었다. 자녀를 한 단어로 '금메달'이라는 표현할 만큼 주현 씨에게 자랑스러운 아들이었다. 하지만 지금은 금메달이던 자녀가 자신의 뒤통수를 친 것 같아서 배신감이 들었다. 주현 씨는 어린 시절, 엄하고 무서운 아버지에게 항상 꾸중과 야단을 들으며 살았다. 항상 아버지의 마음에 들지 않는 자식으로 살면서, 비난하는 아버지의 무서운 눈이 따라다니는 것 같아서 주눅 들고 위축되었다. 그런데 아들을 낳았을 때, 아버지의 수고했다는 말에 처음으로 자신이 해냈다는 성취감이 들었고, 그 성취감을 계속 느끼기 위해 아들을 정말 잘 키우고자 하였다. 주현 씨에게 자녀는 칭찬받고 싶은 자신의 분신이었으며, 항상 비난하는 아버지에게 인정받은 최초의 성취물이었다. 주현 씨는 "교도소에 가 있는 아들을 인정할 수 없었어요. 그래서 다른 사람들에게는 아들이 외국에 있다고 말했어요. 저는 잘할 때만 아들을 인정하고 잘못했을 때는 아들을 부끄럽게 생각했어요. 제 모습이 저의 아버지와 똑같네요"라고 말했다. 주현 씨에게는 아들과의 공동 의존에서 벗어나서 아들을 있는 그대로 받아들이고 사랑하는 일이 과제로 남았다.

공동 의존에 빠진 사람들은 "내가 누구 때문에 이렇게 사는데, 내가 누구 때문에 이렇게 되었는데…"라는 말을 자주 한다. 이 말은 본인의 삶의 책임을 남의 탓으로 돌리는 말이다. 간혹 우리는 힘든 삶을 한탄하고 다른 사람에게 화풀이하고 싶을 때도 있다. 하지만 자기 삶의 책임은 자신에게 있다. 반대로 과도한 기대를 하며 "너 때문에 산다. 네가 삶의 의미다"라는 말로 가족 구성원에게 부담감을 안겨주기도 한다.

수민 씨는 아버지의 도박 빚으로 온 가족이 단칸방에 살았다. 어머니는 아버지의 빚을 갚느라 장사를 하였고, 수민 씨는 항상 자리를 비운 아버지의 역할을 대신해야 했다. 어느 날 힘들어 보이는 어머니에게 "엄마는 왜 이렇게 힘들게 살아?"라고 위로의 말을 건넸더니, 어머니는 버럭 화를 내면서 "다, 너 때문이야"라고 말했다. 그때는 어머니가 무서워서 그 말이 자신에게 얼마나 심각한 상처를 주었는지 몰랐다. 그러나 그 사건 이후로 어머니가 힘들게 사는 것에 대한 자책과 죄책감이 들었다. 자책과 죄책감에서 벗어나기 위해 수민 씨는 대학도 포기하고 동생들의 학비와 아버지의 도박 빚을 갚으면서 어머니를 힘들지 않게 하려고 애썼다. 그것이 수민 씨에게 삶의 이유가 되었다. 그리고 약물 문제가 있는 배우자를 만나서 그를 약물에서 구하기 위해 애를 썼다. 마치 어머니를 힘든 곳에서 구하기 위해 애썼던 어린 시절처럼. 배우자의 폭행도, 약물 문제도, 자녀들의 비난도 모두 자신의 탓이라고 생각하며 자신이 더 잘하면 배우자가 약물에서 벗어날 거라고 믿었다.

공동 의존은 중독자와의 관계에서 생기기도 하지만 어린 시절 관계 외상에서 오기도 한다. 가령, 어린 시절부터 돌봄을 받지 못한 사람은 자신을 돌봐줄 대상에게 자살 시도, 자해, 우울한 모습 보이기, 협박하기, 비교하기, 약한 모습 보이기, 가출하기 등 다양한 방법을 통해 돌봄을 끊임없이 요구한다. 그러다가 상대방이 자신의 욕구를 충족시켜 주지 못하면 상대방을 비난하며 관계를 단절한다.

동민 씨는 약물중독자이다. 동민 씨는 한때 잘 나가던 대기업의 직원이었다. 그는 다른 사람과 같이 행복한 가정을 꾸리고 싶었다. 대학 동창인 아내와 결혼을 하였는데 아내는 자녀의 양육이 힘들다고 계속 우울해했다. 동민 씨는 집에 들어갈 때 자신도 모르게 아내의 우울한 얼굴이 떠올라서 자신도 함께 우울해졌다. 하지만 자신이 자녀의 양육을 잘 도와주면 아내가 좋아질 거라는 희망을 가지고, 다른 일들을 포기하고 아내를 기쁘게 하기 위해, 자녀의 양육을 전담하였다. 그럴수록 아내의 얼굴은 더욱 우울해졌고 불평도 심해졌다. 급기야 아내가 이혼을 요구하였다. 동민 씨는 무능력감에 빠졌으며 집에 들어가는 것이 정말 싫었고 아내를 마주하는 것이 두려웠다. 그때 그는 우연히 동료와 함께 간 술집에서 약물을 만났다.

동민 씨는 어린 시절, 아버지의 바람과 도박으로 항상 우울하고 울었던 어머니의 남편 역할을 했다. 한 번은 초등학생 때 부엌에서 혼자 울고 있는 어머니를 보면서 어쩔 줄 몰라 했던 자신의 모습에 '어머니를 위해 아무것도 할 수 없는 아이'라는 생각이 들었고, 다시는 다른 사람에게 아무것도 해주지 못하는 무능력한 사람이 되지 않겠다고 결심했다. 동민 씨는 그런 자신의 모습을 다시 만나고 싶지 않아서 아내에게 좋은 남편이 되고 싶었지만 자신의 바람과는 반대로 아내는 더욱 불행해 보였다. 그럴 때마다 동민 씨는 어린 시절 만났던 무능력한 자신을 마주해야만 했다. 아내의 얼굴은 슬프고 우울한 어머니의 얼굴이었고, 그 얼굴은 동민 씨에게 '너는 무능력한 사람이야'라는 비난으로 다가왔다. 그런 그에게 약물은 구세주였다. 물론 약물이 무능력을 해결해 준 것은 아니지만 자신의 마주하고 싶지 않은 면을 피할 수 있게 해주기 때문이다.

공동 의존에서 벗어나기 위해서는 관계의 경계선을 명확히 해야 한다. 경계선이라는 용어는 가족치료에서 나온 용어로, 관계 간에 친밀감, 감정의 교류 정도를 의미한다. 경계선에는 명확한 경계선, 경직된 경계선, 모호한 경계선이 있다. 명확한 경계선은 관계를 단절하거나 회피하고 관심이 없다는 의미가 아니라 자신과 타인의 욕구와 감정, 생각 등을 구별할 수 있다는 것이다. 즉, 타인에 대해 관심과 애정을 유지하지만, 간섭, 개입, 통제하지 않는 것이다. 경직된 경계선은 자신과 타인 간에 친밀감이 전혀 없는 관계로, 서로의 감정과 욕구, 생각들을 교류하지 않고 나누려고 하지 않으며, 너는 너, 나는 나라는 생각이 자리하고 있다. 모호한 경계선은 자신과 타인의 욕구와 감정, 생각들을 구분하지 못하고 자신의 입장과 생각을 타인에게 강요하거나, 타인의 감정에 휩싸여서 헤어나오지 못한다. 즉, 너도 나, 나도 나라는 생각이 자리하고 있다.

명확한 경계선에는 '적절한 관심'이 필요하다. 하지만 관심이 지나치면 '집착'이 된다. 관심과 집착은 겉으로 보이는 행동은 유사해 보이지만, 원하는 반응을 상대방이 하지 않을 때 섭섭함이나 화가 난다면 그것은 '집착'이다. 사랑이나 관심이 진심으로 상대방을 위한 것이 아니라, 그것을 통해 자신이 무엇인가를 얻기 위한 것이기 때문이다. '집착'은 상대방을 성장시킬 수가 없다. 또한 경계가 모호해도 상대방을 성장시킬 수가 없다. 간혹 경계가 모호한 사람들은 배우자나 자녀가 '성실하고 든든한 남편이었다', '말썽을 한 번도 부리지 않았다', '자랑스러운 자녀이다'라고 말하다가, 배우자나 자녀가 중독에 빠진 사실을 알게 되었을 때 극심한 실망, 좌절, 분노, 죄책감 등을 느끼며, 이런 감정에서 벗어나기 위해 상대방을 비난하거나 강박적으로 통제하고 간섭하고 조정하려고 한다.

공동 의존은 과도한 돌봄 행동으로 나타나기도 하는데, 이를 '충동적 돌봄'이라고 한다. 충동적 돌봄이란 명확한 경계를 설정한 상태에서 상대방이 원하는 돌봄을 주는 것이 아니라, 자신이 받고 싶었던 돌봄을 상대방이 원하지 않는데 주는 것이다. 즉, 상대방을 마치 자신처럼 생각하여 돌보는 행동이다. 충동적 돌봄 안에는 상대방을 스스로 삶을 살아갈 수 있는 독립된 존재로 보기보다는 돌봄이 필요한 나약하고 부족한 존재로 바라보는 마음이 자리하고 있다.

충동적 돌봄은 중독자에게 '너는 스스로 삶을 선택하고 책임질 수 있는 능력이 없어'라는 메시지를 주고, 주도성과 선택을 박탈한다. 주도성과 선택권의 존중은 그 선택에 대한 책임도 존중한다는 의미이다. 그래서 충동적 돌봄을 자주 하다 보면, 상대방은 자신의 행동에 책임지는 방법을 배울 수가 없게 된다. 회복에서 중요한 것은 선택과 책임을 배우는 것이다. 그동안 자신이 했던 행동에 대해 책임지는 것을 배우며, 타인의 욕구나 기대에서 벗어나 진정으로 자신이 원하는 삶을 선택하는 연습을 하는 것이다. 이런 과정을 통해 궁극적으로 독립된 인간으로 바로 서는 것이다. 이에 반해 충동적 돌봄은 중독자를 나약하고 힘없는 존재로 만들어서 선택과 책임지는 삶을 배울 수 없게 만들며, 타인에게 평생 의존하도록 만든다.

충동적 돌봄을 제공하는 사람 안에는 어린 시절 돌봄을 받지 못한 자신에게 대리 돌봄을 주거나, 돌봄 행위를 통해 자신의 힘과 능력을 인정받으려는 마음이 있다. 즉, 돌봄을 주고자 하는 대상은 자신의 부족한 모습의 투사이든, 자신의 원하던 삶을 살아주는 동일시 대상이든, 세상으로부터 인정받기 위한 도구이든, 충동적 돌봄은 상대방에 대한 진정한 관심은 아니다.

다음은 공동 의존을 통해 자신의 가치와 존재감을 다른 사람을 통해 얻고자 했던 사례들이다.

"저는 공동 의존자입니다. 남편이 약물중독자였다는 것이 저를 참 힘들게 했지만, 다른 사람들이 '힘들게 사는구나, 너니까 그런 남편과 산다. 참 대단하다'라는 칭찬이 좋았습니다. 그런데 남편이 단약을 시작하고 1년 후에 저는 심한 우울감에 시달렸습니다. 제 주변에서 지지와 격려를 해주는 사람들이 사라졌기 때문입니다. 그때야 제가 남편의 중독으로 다른 사람의 관심을 받고 있다는 것을 깨달았습니다."

현주 씨의 곁에는 항상 도움이 필요한 사람들이 모인다. 친구를 사귀거나 직장동료를 만나거나 취미 모임에서 만난 사람도 모두 현주 씨가 도와야 할 것 같은 사람들이다. 그들은 어린 시절 자신과 같은 아픔을 가진 사람이었다. 현주 씨는 어린 시절부터 술주정뱅이 아버지를 피해서 도망쳤던 어머니가 없는 수많은 밤을 혼자서 보내야 했다. 캄캄하고 어두운 밤에 혼자서 잠을 자고 밥을 먹으면서 어머니가 자신을 데리러 올 때까지 기다려야 했다. 그때 현주 씨는 누군가가 다가와서 "괜찮냐"고 물어봐 주는 한 사람이 절실히 필요했지만 아무도 관심 가져 주는 사람은 없었다.

현주 씨는 '어둠 속에 혼자 있는 사람', '도와줄 수 있는 사람이 한 명도 없는 사람'을 보면 왠지 도와주어야 할 것 같은 마음을 견딜 수가 없었다. 그들의 외로움과 두려움이 잘 이해가 되어 자신마저 그들의 도움을 거절하면 그들이 세상과 고립될 것 같아서 그들을 돕지 않을 수 없었다. 그들은 바로 어린 시절의 자신이었기 때문이다.

중독은 관계의 병이며 공동 의존의 병이다. 중독자는 중독 물질이나 행동에 의존되어 있지만, 가족이나 주변 사람들은 중독자에게 의존되어 있다. 그래서 자신도 모르게 중독자를 방관하거나, 간접적으로 도와주거나, 집착하면서 중독의 굴레에서 함께 허우적거린다. 중독의 굴레에서 벗어나기 위해서는 먼저 **'중독과 중독자에게서 벗어나, 나로 사는 법을 배워야 한다.'**

공동 의존인 사람의 특성

1. 상대방이 무엇을 하는지 항상 알아야 마음이 편하다.
2. 상대방의 행동에 따라 자신의 감정도 따라서 움직인다. 상대방이 술이나 도박, 약물을 하지 않을 때는 기분이 좋아지고 행복을 느끼다가, 상대방이 의심스러운 행동을 하면 갑자기 불안과 화, 분노 등의 감정을 느낀다.
3. 항상 불안과 스트레스를 경험하고 이로 인해 두통, 가슴 떨림, 소화기 장애, 신경통 등 신체화 장애를 겪는다.
4. 상대방에 대한 걱정으로 일에 집중하지 못한다.
5. 상대방이 자신의 말을 듣지 않으면 갑자기 분노가 일어난다.
6. 혼자 있을 때 때때로 공허함과 외로움이 엄습해 온다.
7. 타인의 눈치를 많이 보며, 타인에게 좋은 사람으로 보이고자 애를 쓴다.
8. 가까운 친구나 친척에게 가족의 중독 문제를 감춘다.
9. 자신이 불쌍한 사람을 도울 때 괜찮은 사람처럼 느껴진다.
10. 자신이 쓸모 있는 사람이 되기 위해 소진이 일어날 때까지 타인을 돕는다.

공동 의존 사례

'사랑과 인정에 목을 맨, 쏟아부음과 탈진'

중학교 시절, 학교에서 운영하는 경시반에 들어가서 밤까지 남아 자습을 했다. 저녁 식사는 학교 앞 분식점을 이용했는데, 같은 친구들이었음에도 나는 식당에 들어가서 자리를 잡으면 친구들에게 물을 따라주고 수저를 놓는 등 친구들이 하지 않는 행동을 했다. 한두 번도 아니고 매번 그랬다. 왜 했는지 모르겠지만, 해야만 한다는 무언의 압박이 내면에 있었다. 성인이 되어서도 여러 사람이 있는 자리에서 커피를 타거나, 설거지를 하거나, 남에게 무언가를 하지 않으면 왠지 잘못하고 있는 듯한 느낌을 받았고 불편하고 눈치가 보였다. 그리고 항상 잘하는 아이여야 했다. 한번은 초등학교에 입학하고 얼마 안 되어 홍역을 앓았다. 그 당시엔 학교든 성당이든 결석이란 있을 수 없는 일로 여겨졌고, 열이 펄펄 끓고 맥을 못 추는 나를 엄마는 등교 시간에 맞추어 학교에 데리고 가서 담임 선생님께 인사를 시켰다. 지금 생각해 보면, 아픈 아이가 쉬어도 부족할 지경이었을 텐데 굳이 일주일을 끌고 가는 엄마에게 중요했던 게 무엇이었는지 궁금해진다. 그렇게 열성적으로 아픈 나를 끌고 학교에 갔던 엄마를 초등학교 기간 내내 비 오는 날 우산을 들고 서 있는 엄마들 틈에서는 찾아볼 수가 없었다.

나는 왜 그리도 매사에 착한 아이라고 인정받고 잘하려고 했을까? 나는 사람과 진심으로 관계를 맺고 싶은 것이 아니라 뭔가를 같이 해야 할 일이 있거나 그들이 내 도움이 필요할 때만 관계를 맺는다. 내 일은 뒷전으로 밀려도 그들의 요구를 우선으로 들어준다. 아무리 바빠도, 다가오는 사람들은 성가시고 부담스럽고 이기적인 사람으로 여기면서도 나는 거절을 할 줄 몰랐다. 심지어는 아무도 나를 필요로 하지 않는 것 같으면 일찍 일어나 기숙사 주변을 돌아다니며 분리수거를 열심히 하기도 했다. 그러면 내가 좀 괜찮은 사람처럼 여겨졌다. 그러다 나보다 더 사랑을 받거나 인정을 받는 사람이 있으면 그들에게 질투심이 일어난다. 특히 친구라고 불리는 아이들이 나보다 잘하는 게 싫었다. 하지만 그 마음을 들키면 아무도 나를 좋아하지 않을까 하는 두려움에 괜찮은 사람인 척이라도 하기 위해, 과잉 친절로 나의 마음을 감추고 무리 안에서 버려지지 않기 위해 또다시 애를 썼다.

나는 일곱 명의 자녀 중에 네 번째 자녀로 태어났다. 일곱 명의 자녀 중에서 나는 주목받지 못하고 방치된 아이였다. 초등학교 가을 운동회날, 운동장 여기저기 돗자리를 깔고 관람도 하고 같이 식사하러 온 여러 가족 틈에 항상 나를 보러 온 사람은 아무도 없었다. 나는 어디에도 끼지 못하고 신발주머니 앞쪽에 엄마가 넣어 준 밤을 입에 오물거리다 뱉고 하면서 운동장을 맴돌았다. 당황스럽고 창피하였다. 남들과 같지 않다는 것, 뭔가 부족한 듯한 느낌, 혼자 버려진 느낌이 들었고 시선을 어디에 두어야 할지 몰랐다. 중학교 3학년 때는 동생들의 밥을 챙기다가 참치캔에 손을 다쳤다. 피가 주방 벽에 튀고 바닥으로도 뚝뚝 떨어졌다. 빨간약이나 밴드로 간단히 해결될 일이 아니라서 급히 응급실로 혼자 달려가서 마취도 하지 않은 채 꿰매는 과정을 묵묵히 견디어 냈다.

항상 나는 집에서는 온갖 집안일을 도왔고 내가 도울 일을 찾아다녔다. 초등학교 때부터 명절이면 엄마 대신 전을 부쳤고 어른이 되도록 그 일을 도맡아 했다. 공부도 곧잘 해서 대학교도 가장 저렴하면서도 좋은 곳으로 무난히 진학했다. 대학 때 과외를 해서 받은 돈을 털어 엄마 옷을 맞춰 드리고, 발령을 받고 월급을 받으면 또 엄마를 모시고 백화점에 가서 당시 내 월급의 반쯤 되는 옷을 사 드리고는 뿌듯해했다. 나는 끊임없이 뭔가를 배우고 도전하며 성당에서 주일학교 교사, 미사 반주, 성경 공부 등 여러 봉사로 바삐 살면서도 모든 걸 잘 소화해 내는 부모님의 자랑이었다. 결혼할 때도 집에 손 벌리지 않고 소박하게 살림을 장만하고 남편과 같이 대출을 받아 집을 구했다. 그 와중에도 동생이 입시 공부를 할 수 있도록 경제적으로 지원했고, 운전면허가 없는 아버지의 기사 역할을 하면서 가고 싶지 않은 곳에 가서 나와 상관없는 일과 알지도 못하는 어른들을 만나면서 시간과 에너지를 희생했다. 나는 늘 쓸모가 있어 누군가에게 도움이 되는 사람이 되고 싶었다.

엄마의 몫을 일부 떠안으면서까지 엄마에게 도움이 되어야 했던 나는 바깥에서도 머슴처럼 몸을 굴렸고, 대학교 첫 집단상담에서 내 별칭을 똥개라고 지을 만큼 나 스스로에게조차 나는 하찮은 존재였다. 내 아이들이 태어났지만 아이들이 하나도 예쁘지 않았다. 아이들의 행동이 이기적으로 보이고 배불러서

하는 행동처럼 보여서 짜증스럽고 화가 났다. 내가 엄마에게 했던 것처럼 나를 위해 헌신하고 배려하지 않는 아이들에게 정말 화가 났다. 설거지도 하지 않고, 내가 먹지도 않았는데 먼저 수저를 들고, 무언가를 항상 사달라고 조르는 아이들을 보면서, 아이들이 마치 나를 머슴처럼 무시하는 것 같아 화가 났다. 그래서 아이들에게 "너희는 왜 이렇게 배려가 없니, 내가 너희 머슴으로 보이니"라고 벌컥 화를 내곤 한다. 나는 스스로 탈진되고 소진될 때까지 누군가의 머슴이 되기를 자처하며, 그 대가로 인정을 요구한다. 그리고 내 자녀에게도 스스로 머슴이 되라고 강요하고 있다. 내가 가진 인정에 대한 결핍을 내 자녀에게도 대물림하고 있다.

7.

나로 바로 서기

‘공동 의존에서 벗어나라’

7.
나로 바로 서기
'공동 의존에서 벗어나라'

늪 같은 공동 의존에서 벗어나, 건강한 관계를 형성하기 위해서는 서로가 심리적으로 건강해야 한다. 그래야 감정에 휘둘리지 않고 중독자에게 정서적 지지원이 되어 줄 수 있다. 하지만 오랜 세월 중독자와 함께하다 보면, 가족이나 주변 사람들은 죄책감, 수치감, 무기력감, 무능력감, 상실감, 우울감, 회의감 등 다양한 부정적 감정에 쉽게 휩싸이고, 자신은 하찮고 무능력하며 가치 없는 사람이라는 절망감이 마음 깊이 자리하게 된다. 이런 생각은 회복에 도움이 되지 않으며 공동 의존으로 가는 지름길이다. 공동 의존에서 벗어나기 위해서는 먼저 손상된 자존감을 회복해야 한다.

자존감은 자신을 가치 있고 존중받을 만한 사람이라고 생각하는 신념이다. 중독자와 생활하면서 부정적 사건과 감정적 상처로 인해 가족이나 주변 사람들은 스스로 가치 없는 사람이라고 생각하며 자신을 비난한다. 손상된 자존감은 회복탄력성을 약화시켜서, 좌절과 실패를 극복할 수 없도록 만든다. 먼저 자신이 독립된 개체로 바로 서고 행복해야만 소중한 사람도 행복해질 수 있다. 지금부터 손상된 자존감을 회복하여 공동 의존에서 벗어나는 방법들을 알아보자.

자신에 대해 배워라

공동 의존에서 벗어나기 위해서는 자신의 감정, 생각, 욕구, 기대 등에 대해 잘 알아야 한다. 자신이 무엇을 좋아하고 싫어하는지, 무엇이 편하고 불편한지, 좋은 사람과 싫어하는 사람은 누구인지, 자신을 행복하게 만든 것과 불행하게 만드는 것이 무엇인지, 가족에게 원하는 것이 무엇인지, 관계에서 우선시하는 것이 무엇인지 등을 아는 것이다. 자신에 대해 잘 알아야 명확한 경계를 세울 수 있다. 지금 자신이 느끼는 감정이 자신의 것인지 타인의 것인지 구분하지 못하면 경계를 명확하게 세울 수가 없으며, 타인에게 끌려가는 삶을 살게 된다.

자신에 대해 잘 아는 것을 '자기 인식(self-awareness)'이라고 한다. 인식은 깨어서 느낀다는 뜻으로 현재 자신에게 일어나는 것에 대해 알아차린다는 의미이다. 어린아이에게 자기 인식이 생기는 과정을 설명했던 하인즈 코헛(Heinz Kohut)은 아이는 매 순간 감각과 감정을 뇌로 인식하면서 자신이 존재한다는 것을 알게 되는데, 이런 경험이 모여서 자기(self)가 된다고 하였다. 그래서 좋은 감각과 감정을 많이 느낀 아이는 자기를 긍정적으로 인식하고, 불편한 감각과 감정을 많이 느낀 아이는 자기를 부정적으로 인식하게 된다. 그리고 아이가 불편한 감각과 감정을 느낄 때, 양육자가 아이의 불편함을 재빠르게 해결해 주면 아이는 편안함을 느끼게 되고 긍정적 자기감을 발달시킨다.

공동 의존에 빠진 사람은 자신의 감각과 감정들에 대해 잘 인식하지 못한다. 또한 타인이 마치 나 같다고 느끼기에 타인의 감정과 자신의 감정을 구분하지 못한다. 그래서 자기가 진정으로 원하는 것을 알지 못하고, 감정도 정확하게 표현하지도 못한다. 예를 들면, 화를 내야 할 상황에 울어버리거나, 불안하고 두려울 때 화를 내기도 하며, 두렵거나 화날 때 과도하게 웃기도 한다.

자기 인식을 제대로 하려면 자신에 대해 배워야 한다. '지금 나는 무엇을 느끼고 있지? 그 느낌과 감정은 어디에서 오는 거지? 내가 원하는 것이 무엇이지? 그 생각들을 언제부터 가지게 되었지?' 등 끊임없이 자신에게 질문하면서 관심을 가져야 한다. 공동 의존에 빠진 사람은 타인에게 끊임없이 관심을 가지지만, 진정으로 자신에게는 관심이 없다. 타인에게 상처받지 않기 위해서, 인정받기 위해, 때로는 두렵고 위험한 상황을 버티기 위해서, 자신보다는 타인에게 집중해야 하기 때문이다.

지금부터 자신에게 관심을 가져보자. 자신이 어떤 삶을 살았는지, 그 순간마다 무엇을 느끼고 생각하는지, 내가 진정 원하는 것에 귀를 기우이고 자신에 대해 열심히 배우자. 지금까지 나는 힘들고 어려운 시간을 넘기고 견디어 왔다. 이 순간 자신이 무엇을 느끼고 어떻게 행동했는지를 객관적으로 바라보면, 그 안에 문제를 풀 수 있는 해답이 있다.

자신을 용서하라

'내 탓일까? 내가 중독으로 가도록 방치하고 부추긴 것은 없을까?' 소중한 사람이 중독에 빠졌다는 사실을 알게 되면 많은 사람은 자신을 탓한다. 후회와 죄책감 그리고 자괴감은 자신을 밑바닥까지 끌어내려 무기력하게 만들고 그 늪에서 빠져나오지 못하고 허우적거리게 만든다. 그래서 보상하기 위해 중독자에게 과도한 애정과 관심을 보이며 자신에게는 혹독하게 대하기도 한다. '그때 그 아이의 행동을 눈치챘더라면', '그 사람이 힘들 때 알아주었다면', '좀 더 엄하게 키웠다면', '어릴 때 제대로 돌봐주었다면', '너무 부담을 주지 않았다면' 등 자신의 결정과 행동을 후회하며 자책하게 된다.

후회와 자책은 회복에 도움이 되지 않는다. 소중한 사람이 중독에 빠진 모습을 생각하면 안쓰럽고 안타까워서 돕고 싶은 마음이 생기는 것은 자연스러운 것이다. 하지만 후회와 자책은 중독자와의 경계를 약하게 만들고 충동적 돌봄을 만든다.

자녀가 약물중독자가 된 것을 알게 된 한 어머니는 자녀가 어릴 때 이혼하고 혼자 생계를 책임지기 위해 아이를 늦은 시간까지 혼자 두고 다녔던 시절을 후회하였다. 그때 자신을 기다리며 혼자 잠든 모습을 잊을 수가 없었다. "내가 그 아이를 그렇게 외롭게 두지 않았다면, 나쁜 친구들을 만나지도 않았을 것이고, 약도 하지 않았을 거예요. 모두 무지한 제 탓이에요"라며 자책하였다. 그래서 그분은 자녀의 행동을 묵인해 주었고, 때로는 자녀의 약값을 갚아주기도 하였다. 많은 전문가로부터 자녀의 행동을 묵인하는 것은 도움이 되지 않는다고 조언을 들었고, 자신의 행동이 자녀에게 도움이 되지 않는다는 것도 알고 있었지만 행동을 바꿀 수가 없었다. 마음 깊이 있는 죄책감과 자책이 소용돌이쳐서 이성적으로 행동할 수 없었다.

자녀의 단약을 돕기 위해서는 깊은 죄책감과 자책에서 벗어나야 한다. '내 잘못이 아니다'라는 자신을 용서하는 목소리가 있어야 한다. 소중한 사람의 중독은 나의 탓이 아니다. 그의 탓도 아니다. 누구에게나 일어날 수 있는 일이다. 감기에 걸린 아이가 있다고 가정해 보자. 감기에 걸린 것이 조심시키지 못한 나의 탓일까, 추운 날 장갑도 끼지 않고 나간 아이의 잘못일까? 물론 아이를 조심시키고 추운 날 장갑도

끼고 나갔다면 감기에 안 걸릴 수도 있다. 그렇다고 감기에 걸릴까봐 노심초사하면서 밖에 나가지 못하도록 항상 아이를 따라다니며 조심시킬 수는 없다. 감기에 걸렸다면 지금부터 어떻게 치료하느냐가 중요하며, 다시 감기에 걸리지 않기 위해 면역력을 강화하는 것이 중요하다.

중독도 마찬가지다. 알코올 중독에 걸릴 줄 알면서 첫 술잔을 기울이는 사람은 없다. 태어날 때부터 알코올 중독으로 살아갈 운명을 가진 사람도 없다. 조심하지 못한 자신과 타인을 탓하기보다는 지금 어떻게 하느냐가 중요하다. 그리고 다시 재발하지 않도록 면역력을 키우는 것이 중요하다.

타인의 잘못에는 관대하지만, 자신에게는 가혹한 사람 중에는 어린 시절부터 칭찬받고 존중받기보다는 비난과 비판을 받아 온 경험이 많다. 이들은 자존감이 형성되는 시기에 중요한 타인으로부터 비난을 받으면서 부족한 사람이라는 이미지를 암묵적 기억에 저장하게 된다. 암묵적 기억은 무의식적으로 떠오르는 기억으로, 실패나 원하지 않는 결과를 경험하면 자신이 부족하고 모자란 사람이라서 일어난 결과라고 자신을 비난하게 만든다. 심지어는 타인의 잘못이 명백할 때도 빌미를 제공한 자신 탓이라고 생각한다. 자신을 비난하고 탓하는 행동은 어린 시절부터 주변 사람들이 자신에게 했던 반응이 자신 안에 내사(introjection)되어 자동으로 나타나는 현상이다. 이 현상이 매 순간 자신도 모르게 나오는 것이다.

약물중독인 남편이 자신을 버리지 말라고 간곡하게 부탁

해서 그렇게 해주겠다고 다짐을 했던 한 부인은 약물 후에 폭력적으로 변한 남편을 두고 도망쳤다. 그 이후로 도망친 자신을 계속 비겁한 사람이라고 자책하였다. 깨진 유리와 부서진 가전제품, 도망가지 못하게 잠겨진 방문, 온몸을 자해하는 남편, 그리고 "죽여 버리겠다"라고 소리치며 다가오는 남편. 그 순간 당신이라면 어떤 선택을 하겠는가? 자신이 한 약속을 지키기 위해 거기에 남아 있을 것인가 도망칠 것인가? 그리고 그 순간 도망치는 사람은 약속을 지키지 못한 비겁한 사람인가? 그 사람은 평생 자책감에 빠져 살아야 하는가? 그 순간 부인은 비겁한 사람이 아니라 두려움과 공포를 느끼고 자신의 감정에 본능적으로 따랐던 한 사람일 뿐이다.

그분이 자신을 비겁한 사람이라고 자책하는 자동적 사고는 어린 시절, 아버지가 술을 마시고 어머니를 때리는 장면에서부터 시작되었다. 깨진 유리와 부서진 가구 사이에서 피투성이가 된 어머니와 눈이 마주쳤지만, 초등학생이었던 그분은 너무 무서워서 신발도 신지 못하고 도망쳤다. 그 이후 피 흘리는 어머니를 외면한 죄책감과 도망친 비겁한 자신에 대한 자책이 그녀를 괴롭혔다. 하지만 초등학생 때도, 남편과 있었던 순간도 그분은 자기를 지키기 위한 행동을 한 것뿐이다.

그 순간 최선을 다한 자신을 용서하고 수용하는 것이 손상된 자존감을 회복하는 최상의 길이다. 진정으로 자신을 용서하지 못하는 사람은 다른 사람도 용서할 수 없다. **"내 탓**

이 아니다. 나도 그 순간에 최선을 다했으며 열심히 살았다" 라고 그 순간 최선을 다한 자신을 용서하라.

자신의 감정에 솔직해라

공동 의존에 빠진 사람은 자신의 감정에 솔직하지 못하다. 상대방의 기분을 상하게 할까봐, 재발될까봐, 두려워서 상대방의 눈치를 보며 자신의 마음을 표현하지 못한다. 대신 '조금만 참고 기다리면 모두 괜찮아질 거야', '지금 과거 일을 꺼내는 것은 유치해', '이런 말을 하면 저 사람이 상처받을 거야', '솔직하게 내 마음을 이야기하면 떠날지도 몰라'라고 생각하면서 자신의 감정을 누르거나 다른 감정으로 전환하려고 애를 쓴다.

효진 씨는 시댁에 헌신하기를 강요하는 남편에게 서운한 마음이 들었지만 그걸 표현하면 남편이 다시 도박에 빠지거나 자신에게 속이 좁다고 화를 낼까봐 서운한 마음을 감추었다. 대신 효도는 당연한 일이라고 자신을 다독거렸다. 그런데 시댁에 가는 날이 되면 온몸이 아팠고 남편은 시댁에 가기 싫어 꾀병을 부린다고 비난했다. 그런데 어느 날 아침에 한쪽 팔이 마비되어 움직일 수 없게 되었다. 병원에서 전환장애라는 진단을 받았다. 남편의 재발과 비난이 두렵고, 좋은 사람으로 인정받고 싶은 마음으로 솔직하게 자신의 감정을 표현하지 못했던 것이 전환장애로 나타난 것이었다.

감정은 에너지이다. 지금 당장 나타나지 않는다고 해서 사라지거나 해결된 것이 아니다. 효진 씨처럼 어느 순간이 되면 자신이 의도하지 않았던 상황에서 조절할 수 없을 정도로 분출되거나 다른 형태로 나타난다. 이때 건잡을 수 없이 분출된 감정은 상대방을 다치게 하거나 오해를 낳아서 관계를 망친다.

'감정에 솔직하라'라는 말은 여과 없이 감정을 분출하라는 말이 아니다. 자신이 느끼며 원하는 기대와 바람이 무엇인지를 말로 표현하라는 의미이다. 감정에 솔직하기는 생각보다 쉽지 않다. 평소에 자신의 감정을 잘 느껴야 하며, 그 감정이 어떤 기대와 바람으로부터 생겼는지도 이해해야 한다. 그리고 이해한 것을 상대방이 오해하거나 불편해하지 않게 표현해야 한다. 하지만 우리는 매 순간 무엇을 느끼는지 잘 모르기도 하고, 안다고 해도 상대방이 오해하고 관계를 망칠까 두려워서, 감정과는 다른 방식으로 표현하기도 한다. 가령, 화가 났는데도 웃거나, 슬픈데도 즐거운 척하거나, 무기력에 빠졌는데도 괜찮다고 말한다.

애정 씨는 여성 약물중독자였다. NA에서 애정 씨는 어린 시절 신체 학대를 받았던 이야기를 하면서 자꾸 웃었다. 모임이 끝나고 한 분이 자신은 너무 슬프고 화나는 감정을 느꼈는데 애정 씨가 웃는 것이 이상해 보였다고 말했다. 애정 씨도 부끄러움과 화가 났었는데 웃고 있는 자신의 모습을 깨닫고 당황스러웠다. 애정 씨는 간혹 다른 사람들이 심각한 이야기를 할 때도 웃는 표정을 지어서 상대방의 오해를 불러일으켰다. 남편에게는 웃는 얼굴이 기분 나쁘다며 핀잔을 듣기도 하였다. 애정 씨는 어린 시절부터 불같이 화내는 아버지로부터 야단맞는 상황이 많았다. 그때 울면 아버지가 더 화를 내시기 때문에 맞는 순간에도 울거나 슬픈 표정을 지을 수가 없었고, 억지로 웃음을 지을 수밖에 없었다. 또 어머니에게도 "울상인 네 얼굴 때문에 재수가 없다. 네가 울어서 아버지가 술을 먹는다"라며 비난받았다.

애정 씨처럼 두렵고 무서운 상황에서 생존하기 위해 감정을 왜곡하거나 느끼지 않아야 할 때도 있다. 그때는 감정의 왜곡과 무감각이 생존에 도움이 되었지만, 현재는 다른 사람에게 이상한 사람이라고 오해받기도 한다. 자녀가 친구와 싸워서 화가 난다고 이야기를 하는데도 그 모습을 보면서 웃는 부모, 배우자의 중독 문제로 너무나 힘들어하는 내담자 앞에서 미소 짓는 상담자, 상실로 우울해하고 있는 자녀를 무덤덤한 표정으로 바라보는 아버지 등 감정과 동떨어진 반응을 보일 때 상대방은 무시나 거절을 느끼기도 한다. 감정에 솔직하다는 것은 자신에게 솔직할 뿐 아니라 타인에서도 진솔하다는 의미이다.

자기 양육기술을 개발하라

중독자의 가족이나 주변 사람은 중독자의 단주, 단도박, 단약에 몰두하여 자신을 돌보지 못하는 경우가 많다. 소중한 사람을 중독에서 구하기 위해 직장을 그만두기도 하고, 자신의 아픔을 돌보지도 못하고 달리다가 주저앉기도 한다. 또 검증되지 않은 치료 방법들을 찾아 헤매다가 삶의 균형을 잃기도 하고, 그러다가 실망, 좌절, 무기력, 무능력감, 상실, 회의감 등에 빠져 심각한 정신적 문제나 질병을 경험하기도 한다. 또는 소중한 사람이 중독에서 벗어났을 때 정작 자신은 아직도 공동 의존에서 벗어나지 못해 혼자 남겨지기도 한다.

남편이 도박중독에서 벗어나서 회복의 길을 걸어가고 있던 우경 씨는 문득 빈껍데기로 남아 있는 자신의 모습을 발견하였다. 남편의 도박으로 힘들었던 10년 동안 자신의 마음과 몸을 돌볼 사이도 없이 자녀들의 교육, 남편의 도박 빚, 생계 등을 위해 앞만 보고 살아왔다. 남편이 도박을 그만두면 모두 해결될 거라고 자신을 다독거리며 이를 악물고 버텼다. 그런데 막상 남편이 도박을 그만두고 자신을 찾겠다고 공부를 시작하고, 우경 씨의 집착이 숨 막힌다고 말했을 때, 우경 씨는 세상이 깜깜해지는 듯했다. 자신이 좋아하는 것이 무엇인지도, 무엇을 하고 싶은지도 전혀 모르고, 남편의 도박과 자녀들을 위해 지금까지 참고 견디어 온 자신에게 숨 막힌다고 말하는 남편에게 분노가 치밀었다. 그러다가 우경 씨는 깊은 우울에 빠졌으며, 삶을 포기하고 싶은 생각마저 들었다. 주변 사람들이 우경 씨에게 이제 자신을 돌보며 살라고 조언을 해주었지만, 자신을 돌보는 방법을 몰라 답답하기만 하였다. 쇼핑도 하고, 무작정 여행을 떠나기도 하고, 술도 마시고, 일도 하였지만 정말 자신이 원하는 것이 무엇인지 알 수가 없었다.

회복으로 가는 길은 멀고도 험한 길이다. 끊임없는 도전과 좌절이 펼쳐진 길이다. 공동 의존에서 벗어나서 중독자에게 정서적 지지원으로 기능하기 위해서는 먼저 자신부터 건강해야 한다. 끊임없는 도전과 좌절의 길에서 견딜 수 있도록 자신을 돌보는 양육기술을 가져야 한다. 명상, 차 한 잔, 산책, 영화 보기, 음악 듣기, 식물이나 동물 키우기, 마음이 통하는 사람과의 대화, 기도하기, 글쓰기 등 스스로 돌볼 수 있는 자신만의 방법을 개발하자. 그중에서 자신을 돌보는 최고의 양육기술은 자신에게 '잘하고 있다', '지금까지 애썼다'와 같은 격려의 말을 해주는 것이다. 아이가 부모나 주변 사람들로부터 잘하고 있다는 격려 속에서 성장해가는 것처럼, 우리는 격려해 주는 사람이 함께할 때 성장해간다. 하지만 주변에 그런 사람이 없더라도 좌절하지 마라. 스스로 자신의 지지자가 되어 주면 된다. 그것이 진정한 자기 양육기술이다.

자, 이제 눈을 감고, **'오늘도 참 잘하고 있다'**, **'참 애썼다'**라는 말을 자신에게 진심으로 해주자.

현재의 행복에 집중하라

'다시 약물을 하면 어쩌나?', '출소 후에 새로운 직업을 가질 수 있을지?', '다른 사람들이 중독자라고 이상하게 생각하면 어떻게 하지?'와 같은 수많은 불안과 걱정으로 가족들은 하루를 보낸다. 그러나 불안과 걱정은 현재의 삶을 바로 보고 최선을 다할 수 없게 만든다. 걱정은 현재가 아닌 아직 일어나지도 않은 미래에 초점을 두며, 현재를 허비하는 것이다. 그래서 현재 자신의 옆에 있는 소중한 사람과의 추억이나 소중한 것들이 사라지는 줄도 모르고 걱정만이 자신의 삶에 큰 자리를 차지하게 된다.

알코올 중독자 배우자인 현이 씨는 남편이 단주하는 동안, 재발에 대한 두려움과 경제적인 불안에 휩싸였다. 그래서 미래의 경제 계획을 세우고 앞으로 일어날 일에 몰두하였다. 남편이 간암 진단을 받았을 때도 현이 씨는 남편이 죽은 뒤에 경제적인 대비를 준비하느라 바빴다. 그러던 어느 날, 남편이 요양원에서 자신의 손을 잡으며, 잠시만이라도 함께 시간을 보내고 싶다고 하였다. 그때 현이 씨는 남편에게 아직도 현실을 모른다고 비난하며 남편의 손을 뿌리치고 나왔다. 그 후 6개월 뒤에 남편이 죽은 후, 현이 씨는 그때 남편과 함께하지 못한 것이 후회되었다.

'지금-여기(Here and Now)'라는 말이 있다. 이 말은 현재의 순간순간마다 살아있음을 느끼고 그 순간에 충실하라는 의미이다. 과거에 이루지 못한 것에 대한 후회나 미래에 다가올 불안에 집중하는 것은 현재를 잃어버리는 일이다. 과거에 메어 있는 사람은 과거 자신의 행동을 후회하며, 돌아오지 못할 것을 다시 돌리고 싶어 한다. 하지만 과거는 후회스럽고 안타깝지만 과거에 두어야 한다. 과거의 후회를 지금 해결하려고 해도 결코 해결되지 않기 때문이다. 미래도 마찬가지다. 미래에 집중한다는 것은 일어나지 않는 일을 미리 준비해서 일어날 일을 막아보겠다는 마음이다. 미래에 집중하면 '이렇게 되면 어떻게 하지', '저렇게 되면 어떻게 하지'라는 예견된 불안을 안고서 현재를 살아가야 한다. 과거나 미래가 아니라 '지금-여기'에 집중하고 그것에 충실하면, '지금-여기'가 쌓여서 행복한 하루가 되고, 한 달이 되며, 일 년이 된다.

가치를 회복하라

공동 의존은 다른 사람의 삶에 의존해서 자신의 삶을 살아가는 것이다. 그 사람이 행복하면 나도 행복하고, 그 사람이 가치 있으면 나도 가치 있는 사람이 되고, 그 사람이 성공하면 나도 성공한 사람이 된다. 공동 의존인 사람의 마음 안에는 자신은 가치 없는 사람이라는 생각이 자리하고 있다.

즉, 가치를 상실한 사람이다.

사람에게 존재의 가치는 어떤 의미일까? 가치 있다는 말은 자신이 세상에 쓸모 있는 존재라는 의미이다. 그래서 사람은 가치를 상실하면 그것을 회복하기 위해, 돈, 일, 공부, 성공, 관계 등에 매달리게 된다. 성공한 사람, 착한 사람, 키 크고 멋진 사람, 돈을 잘 버는 사람이 되어야 다른 사람들이 자신의 가치를 인정해 줄 것이라고 믿으며 다른 사람을 따라가려고 애를 쓴다.

인간은 태어날 때부터 존재만으로도 가치 있다. 모든 조건이나 기준을 넘어 인간은 태어나는 순간 누구나 존재할 만한 이유가 있다. 하지만 타인의 부정적 피드백이나 심리적 상처는 자신을 가치 없고 부족하고 하찮은 사람처럼 느끼게 만든다. 알코올 중독자이든, 도박중독자이든, 약물중독자이든, 이중 진단을 가진 중독자이든, 여성 중독자이든, 성 소수자이든, 여전히 나로써 가치 있다는 것은 변함이 없다.

여성 회복자 은자 씨를 가장 힘들게 하는 것은 자신을 이상한 사람으로 보는 타인의 시선이다. 중독자가 아닌 사람들은 자신을 중독자라고, 중독자는 여성이라는 이유로 자신을 이상한 눈으로 쳐다본다. 은자 씨는 다른 사람의 시선이 느껴질 때마다 자신은 존재하면 안 되는 사람처럼 느껴졌고 그곳에서 사라졌으면 좋겠다는 생각이 들었다. 이런 타인의 시선은 초등학생 때, 긴장하여 말을 더듬었을 때 반 친구들과 선생님이 자신을 쳐다보는 눈을 기억나게 한다. 너무 수치스러워서 온몸이 떨렸고, 쥐구멍이라도 들어가고 싶었다. 그때부터 은자 씨는 타인들이 자신에게 집중하는 것처럼 느껴지면 수치감을 느끼며 세상에 존재하면 안 되는 사람처럼 느껴졌다.

타인의 존재를 수용하지 못하고 거절하거나 비난하는 행동은 타인의 가치를 상실하게 만든다. 그래서 중독자는 타인으로부터 거절당하는 경험을 통해서 자신의 가치를 잃어버렸다고 호소한다.

공동 의존에서 벗어나기 위해서는 잃어버린 가치를 다시 회복해야 한다. 타인에게 거절 받은 모습이든, 싫어하는 자신의 모습이든, 자신의 있는 그대로의 모습을 수용하고 받아들이는 연습을 해야 한다. 자신을 있는 그대로 수용한다는 것은 결코 쉬운 일이 아니다. 생김새가 어떤지, 키가 크고 작은지, 사회적으로 인정을 받는지 아닌지, 돈이 많은지 적은지, 학력이 높은지 낮은지로 자신의 가치를 비교하고 평가하는 것이 일상이 되었기 때문이다.

지금부터 나를 평가하거나 저울질하지 말자. **있는 그대로의 나도 참 괜찮다. 나는 이미 가치 있는 사람이다.**

자기 점검하기 5 자기 인식

〈감정 파이〉

'감정 파이'는 자신의 현재 감정이나 기분을 잘 인식할 수 있도록 도와주는 활동이다. 감정 파이 활동은 종이에 현재 느껴지는 감정을 적고 그 감정과 관련된 사건들을 생각해 보면서 자신의 기대와 바람이 무엇인지를 인식하도록 돕는다.

실시 방법

1. 눈을 감고 1주일 동안의 생활을 떠올려 보고 감정을 느껴 보세요.
2. 종이에 커다란 동그라미를 하나 그린 후에 현재 느껴지는 감정들의 양에 따라 파이 조각을 나누세요.
3. 나눈 조각에 색칠을 하고 감정의 이름을 적어 보세요.
4. 그 감정이 느껴지는 이유와 관련된 사건을 떠올려 보세요.
5. 그 사건에서 자신이 바랐던 것은 무엇인지 생각해 보세요. 진심 어린 사과였는지, 벗어나고 싶은 것인지, 배려받고 싶은 것인지, 화를 표현하고 싶은 것인지 등
6. 그때 자신이 하고 싶었던 행동을 상상으로 해 보세요.
7. 하고 싶었던 행동을 한 후의 느낌을 말해 보세요.

자기 점검을 위한 질문

- 활동 후에 나에 대해 알게 된 것은 무엇인가요?
- 1주일 동안 나를 가장 화나게 했던 일은 무엇인가요?
- 1주일 동안 나를 슬프게 했던 일은 무엇인가요?
- 1주일 동안 나를 즐겁고 기쁘게 했던 일은 무엇인가요?
- 1주일 동안 나를 행복하게 했던 일은 무엇인가요?
- 화나거나 슬픈 감정이 들면, 나는 이런 감정을 어떻게 해소하나요? 친밀한 사람과 이야기를 하나요? 잊기 위해 술이나 게임, 음식, 쇼핑에 몰입하나요? 여행이나 음악을 듣나요?
- 그 순간들에 내가 진정으로 원했던 것은 무엇인가요? 존중인가요? 사랑과 관심인가요? 자유인가요?

8.

중독의 또 다른 피해자 '중독 가정'

8.
중독의 또 다른 피해자 '중독 가정'

"아버지가 도박으로 자주 집을 비워서, 대신 돈을 벌려고 엄마가 매일 일을 하여서 제 옆에 없었어요. 그래서 어린 시절부터 힘들거나 안 좋은 일이 생겨도 이야기할 대상이 없었어요. 저의 유일한 친구는 게임이었어요." (게임중독에 빠진 20대 청년)

"아들에게 술로 죽은 아버지의 빈자리를 만들어 주지 않기 위해서 정말 남편 몫까지 열심히 일했어요. 그런데 어느 날 아들이 아버지와 똑같이 술 문제를 보인다는 것을 알고 정말 죽은 남편이 너무도 원망스러웠어요." (외아들을 키우고 있는 60대 어머니)

"남편이 약을 하면 정말 다른 사람으로 변하고 무서워져요. 어느 날은 칼을 듣고 아이들과 저에게 달려드는 남편을 피해 아이들을 데리고 친정으로 도망쳐 나왔어요. 정말 사랑하는 사람이지만 그 모습이 자꾸 생각이 나서 무섭고 두려워서 아이들과 심리치료를 받고 있어요." (남편의 약물중독으로 힘들어하는 40대 아내)

중독은 중독자뿐 아니라 가족에게도 피해를 준다. 중독에 빠져있는 동안 아버지, 배우자, 자녀로서 역할을 충실하게 수행하지 못하면, 가족 구성원이 그 역할을 대신해야만 한다. 자녀는 아버지의 빈자리를 대신하여 가장의 역할을 하거나, 생계를 위해 가정을 돌볼 수 없는 어머니를 대신하여 어린 동생을 돌봐야 한다. 아내도 남편을 대신하여 생계를 책임져야 한다.

가족 구성원은 자신의 역할이 아닌 다른 구성원의 역할까지 책임지다 보면, 자신을 도와주지 않는 그리고 그 역할을 할 수밖에 없게 만든 가족에게 원망, 미움, 분노, 배신감 등 감정의 골이 깊어지게 된다. 그래서 가족은 자신을 힘들게 한 중독자에게 화를 내고, 중독자는 자신을 배척하고 비난하는 가족에게 화를 내며, 서로 자신의 불행을 상대방의 탓으로 돌린다. 결국 중독 가정은 보호와 양육, 지지의 기능을 하지 못하고 역기능적 가정이 되고, 가족 구성원은 중독 가정 안에서 건강하지 못한 삶을 살아가게 된다.

중독 가정의 가장 역기능적인 문제는 '중독의 대물림'이다. 중독의 대물림은 가정 내의 중독의 문제를 감추거나 회피하기 위해서 심리적으로 취약하거나 힘들어하는 구성원에게 우울, 불안, 죄책감, 책임감, 부담감 등을 전달하고, 그 구성원은 부정적 감정을 견디지 못해 또 다른 중독에 빠지는 현상이다.

동우 씨는 아버지가 알코올 중독으로 중학교 때 돌아가신 이후 직장에 나가신 어머니 대신에 동생을 돌봐야 했다. 어느 날 막내 동생이 놀다가 바지에 불이 붙어서 허벅지에 화상을 입게 되었다. 어머니가 걱정하실까봐 동생의 허벅지를 붕대로 감고 우는 동생의 입을 틀어막고 그날 밤을 보냈다. 허벅지에 큰 상처가 남은 동생은 그때 사건으로 평생 동우 씨를 원망하였다. 어머니의 부재는 화상의 상처만큼 동생에게 큰 상처로 남았지만, 동우씨도 동생을 잘 보살피지 못한 자신의 무능력과 죄책감으로 힘들게 살아야 했다. 그래서 동우 씨는 그런 삶을 살게 한 아버지와 어머니에 대한 원망을 잊기 위해 매일 술을 마셨고, 아버지와 똑같은 중독자의 길을 걷게 되었다.

가족 상담사인 미누친(Minuchin)은 가족의 역할과 기능이 제대로 기능하지 못하면 역기능적인 가족이 되어, 가정을 유지하기 위한 희생양이 발생한다고 하였다. 그는 부부의 역할은 사랑과 애정을 기반으로 서로에게 정서적 지지를 주며, 부모의 역할은 자녀를 양육하고 보호하며 교육하는 것이며, 형제자매는 서로 경쟁과 협력을 통하여 서로의 발달을 촉진하는 것이라고 하였다. 즉, 아버지는 아버지의 역할을, 어머니는 어머니의 역할을, 자녀는 자녀의 역할을 충실히 할 때, 가족 구성원은 자신의 삶에 집중할 수 있으며 성장할 수 있다.

가족은 역기능적일지라도 가족의 울타리를 유지하고자 하는 특성이 있다. 그래서 중독 문제에 직면해서 적극적으로 해결하기보다는 역기능적인 가족을 유지하기 위해, 아래 〈중독자를 대하는 가족 유형〉처럼 자신만의 대처방식을 가지게 된다.

중독자를 대하는 가족 유형

■ 중독을 자기 탓으로 돌리는 유형

이 유형은 중독의 원인을 자기 때문이라고 생각한다. 그래서 죄책감에 쉽게 빠지고 중독자에게 비위를 맞추며, 중독자에게 순응한다. 이 유형은 중독자와 명확한 경계를 짓지 못하고 중독자의 행동을 암묵적으로 인정하기 때문에 회복에 도움이 되지 않는다. 이 유형은 자책을 통해 타인의 비난으로부터 자신을 보호하며, 타인의 지속적인 관심을 받고자 한다. 또한 자신이 잘하면 중독 문제가 해결될 수 있다는 전능적 환상을 통해 자신의 유능감과 능력을 인정받고자 하는 욕구가 내재되어 있다.

■ 중독의 심각성을 부정하는 유형

이 유형은 중독에 빠진 것은 '친구 탓', '힘들어서 어쩔 수 없이', '호기심 탓'이라고 말한다. 그리고 중독자가 마음만 먹으면 잘 해낼 거라는 막연한 기대를 한다. 이 유형은 중독 문제에 직면하면 절망하거나 실의에 빠져서 포기할까봐 두려운 마음에 막연한 희망감으로 중독을 부정한다. 이 유형도 중독자에게 도움이 되지 않는다. 도움을 주고 치료해야 하는 결정적 시기를 놓쳐서 문제를 심각하게 만들기 때문이다. 이 유형의 마음에는 좋은 어머니, 좋은 자녀, 좋은 사람으로 인정받고 싶은 욕구가 내재되어 있다.

순미 씨는 대학생 아들이 도박으로 빚을 진 것을 알고 중독 전문기관을 찾아갔다. 전문기관에서 적극적인 치료를 권하였지만 순미 씨는 젊은 나이에 호기심으로 그럴 수 있다고 거부하였다. 그리고 평소 다니는 목사님에게 기도를 부탁하였다. 자신이 옆에서 잘 도와주면 아들이 다시 그러지 않을 수 있다고 믿었다. 하지만 1년 뒤에 아들은 더 심각한 도박 문제를 일으켜서 사기죄로 고소당했다. 순미 씨는 아직도 아들이 도박중독이라는 것을 인정할 수가 없다. 그냥 호기심으로 했던 것이고 호기심이 다른 사람에 비해 지나쳤을 뿐이라고 생각한다.

■ 중독자를 비난하는 유형

이 유형은 중독은 의지와 통제력이 부족한 중독자의 탓이라고 생각한다. 그래서 중독자를 무능력하고 의지력이 약하다고 비난하고 그들의 행동을 통제하려고 한다. 이 유형은 중독자를 비난함으로써 자신의 잘못이나 책임을 회피하며 자신에게 문제가 없음을 증명하고자 한다. 또한 가족 내의 갈등과 혼란을 중독자의 탓으로 돌림으로써, 내면에 감춰진 중독자에 대한 분노를 표현한다.

■ **중독에 무관심한 유형**

이 유형은 중독이 무섭고 힘들거나 때로는 중독의 싸움에서 지쳐 더 이상 중독자에게 관심을 보이고 싶어 하지 않는다. 다만 중독자가 자신에게만 피해 주지 않기를 바라며, 중독자와 타인처럼 지내면서 아무런 관심도 간섭도 하지 않는다. 이 유형은 중독자의 관계에서의 상처로 인해 깊은 내면에 우울, 무기력, 공허함, 무능력감을 가지고 있다.

미희 씨는 남편의 도박중독을 아는 척하는 것이 두려웠다. 아는 척하면 또 싸움이 일어나고 그 다음날에는 틱 장애가 있는 큰아이가 불안해하는 것을 알기 때문이다. 그래서 남편의 행동에 관심을 두지 않는다. 그렇다고 이혼을 하고 싶지도 않았다. 혼자 살아가는 것도 막막했지만 어린 시절 부모님의 이혼으로 힘들어했던 자신처럼 아이들에게 아버지라는 울타리가 없는 것이 싫기 때문이다. 그냥 아이들이 독립할 때까지 본인이 꾹 참고 있으면 된다고 생각하였다. 그리고 아이들에게도 아버지의 문제를 알리지 않았다.

미희 씨의 초등학생 자녀는 부모님이 말하지 않았지만, 부모님에게 안 좋은 일이 일어났다는 것을 알고 있었다. 밤새 안방에서 부모님의 싸우는 소리, 그 다음날 어질러진 방과 거실,

안방에 앉아서 어깨를 축 늘어트리고 방을 치우시는 어머니. 큰일이 일어나고 있지만 아무도 자신에게 그 이유를 말해주지 않았다. 그것이 더 불안했다. '학교에서 돌아오면 과연 엄마가 집에 있을까? 혹시 집을 나가지 않았을까?'라는 불안으로 공부에 집중이 되지 않았다. 어느 날 밤, 늦게까지 집에 돌아오지 않는 엄마를 기다리다가 새벽에 잠이 든 적이 많다. 그때 "죽으려고 집을 나갔는데, 아이들 때문에 돌아왔어"라는 어머니의 통화 목소리에 잠이 깼다. 그 순간 엄마가 죽을 수도 있다는 생각에 불안이 더욱 커졌다. 아무리 손톱을 물어뜯어도 불안은 사라지지 않았다.

위의 중독자를 대하는 가족의 유형처럼 가족 구성원은 소중한 사람과 자신을 지키기 위해 중독의 문제를 무시하기도 하고, 타인에게 책임을 돌리기도 하고, 자신이 해결할 수 있다는 망상에 사로잡히기도 한다. 그래야만 덜 힘들고 가족을 지킬 수 있다고 생각하기 때문이다. 하지만 이 유형들은 회복으로 가는 길을 방해하고 있다. 회복 첫걸음은 중독을 스스로 인정해야만 한다.

중독은 중독자만의 질환이 아니다. 가족이나 주변 사람들도 중독으로 인해 외상 후 스트레스 장애, 불안 장애, 우울 장애, 공황 장애, 신체화 장애, 강박 장애 등의 심리적인 어려움을 호소한다. 이런 어려움은 중독자가 단주, 단도박, 단약을 할 때도 끊임없이 나타난다. 그래서 회복 중에 반드시

부부 또는 가족 상담, 대인관계 프로그램 등의 참여를 통해 그동안 쌓여 있던 서로에 대한 감정들을 풀고 서로의 기대와 바람에 대해 나누며 관계 안에서 역할을 다시 구축하는 작업이 필요하다. 12단계 프로그램 중, 8단계 '우리가 해를 끼친 모든 사람의 명단을 만들어서 그들 모두에게 기꺼이 보상할 용의를 갖게 되었다'와 9단계 '어느 누구에게도 해가 되지 않는 한, 할 수 있는 데까지 어디서나 그들에게 직접 보상했다'라는 단계가 있다. 회복으로 가기 위해서는 자신의 행동으로 인해 힘들어했던 가족이나 주변 사람에게 용서받고 보상을 하는 과정이 필수이다. 이는 중독자에게만 국한되지 않는다. 가족이나 주변 사람도 자신의 행동으로 인해 중독자에게 피해준 것에 대해 용서를 구하고 보상해 주어야 한다. 이것이 관계의 화해이다. 진정한 화해를 통해 관계를 회복해야만 진정한 회복의 길로 갈 수 있다.

중독가족치료 사례

'아빠, 어디 계세요. 저는 아빠가 필요해요'

도박에서 회복 중인 B는 아내와 2명의 자녀와 함께 중독통합관리센터에서 운영하는 가족프로그램에 참여하였다. B의 자녀가 주인공이 되어서 심리극이 진행되었다. 첫째 아이가 만든 장면은 B가 집에 없는 사이에 아내가 수면제를 먹고 자살하려는 것을 학교에서 돌아와 발견한 것이었다. B는 깜짝 놀랐다. 그런 일이 있었을 것이라고 상상도 못 했다. 첫째 아이는 수면제를 먹은 엄마를 구하려고 119를 부르고 맨발로 병원까지 뛰어갔었다. 그때 상담자는 B의 첫째 아이에게 그 순간 누구를 가장 만나고 싶었느냐고 물어보았다. 그 아이는 아버지라고 대답했다. B는 무대 위로 올라갔고, 자녀와 마주 앉았다. B의 손이 달달 떨리기 시작했다. 지금까지 자신은 가족을 단지 경제적으로 힘들게 했을 뿐, 자녀에게 야단도 치지 않고 항상 허용적인 좋은 아버지라고 생각했는데, 자녀의 원망에 찬 눈빛을 보았기 때문이다. B의 자녀는 "아빠, 어디에 계세요. 엄마가 지금 죽어가고 있어요. 아빠, 너무 무서워요. 혹시 엄마가 잘못될까봐 너무 무서워요. 아빠, 어디에 계세요. 아빠가 필요해요"라고 말하며 오열하였다. B는 "미안하다. 그때 아빠가 없어서 미안하다"라는 말 이외에 아무 말도 할 수 없었다. B는 지금까지 아무런 불평도 원망도 없이 자신의 일을 척척 해내는 첫째 자녀가 너무 자랑스럽기만 했는데, 그 자녀가 자신이 없는 빈자리에서 가장의 역할을 하느냐 힘들었다는 것을 알게 되었다. B는 진심으로 자녀에게 미안하다는 말과 "이제부터 아빠가 엄마 옆에 있을게. 너는 부모 신경 쓰지 말고, 네가 하고 싶은 것을 해"라고 말하며 울었다. 그 프로그램에 참여한 다른 가족들도 B의 마음과 자녀의 마음이 되어서 함께 울었다. B는 단도박으로 가족에게 돌아왔지만, 진짜 가족으로 돌아오기 위해서는 자신의 중독으로 인해 힘들었던 가족 개개인의 아픔과 상처를 함께 나누고 치유해야 한다는 것을 알게 되었다.

9.
중독의 대물림

9.
중독의 대물림

많은 중독자의 자녀들은 부모의 보호 및 애정을 받지 못하고 어린 시절을 보낸다. 심하게는 중독자인 부모로부터 학대와 방임을 당하기도 한다. 중독이 자녀에게 미치는 영향은 크게 두 가지로 볼 수 있다.

첫 번째는 외상(trauma)이다. 외상은 외부 사건으로 인해 심리적 또는 정서적 상처를 받는 것이다. 중독 가정의 자녀는 너무 쉽게 그리고 빈번히 외상에 노출된다. 자녀가 경험하는 외상은 부모의 싸우는 소리, 어지럽혀진 집, 어머니의 가출과 분리, 아버지의 분노에 찬 말, 폭력, 혼자 남겨진 시간, 보호받지 못한 경험, 소중한 사람과의 분리 및 상실, 부모의 중독적 행동, 수술 및 입원, 상해 등 매우 다양하다. 외상은 지극히 주관적이라서 자신이 심리적으로 감당할 수 없는 모든 사건은 외상이라고 할 수 있다. 부모가 생각하기에 특별한 상처가 아닌 것들이 자녀에게는 외상이 될 수 있다.

한 자녀는 아버지 때문에 속상해서 너를 낳지 않으려 했다는 어머니의 말이 상처가 되었다. 이 말이 자기가 태어나지 말았어야 한다는 의미로 받아들여졌기 때문이다. 다른 분은 초등학교 때 함께 물놀이 갔던 동생이 빠져 죽은 후, 부모의 '남동생이 살았어야 하는데…'라는 말이 외상으로 남았다. 또 다른 분은 아버지가 약에 취해 한 문밖에 괴물이 있으니 확인하고 오라는 말을 듣고 '혹시 아버지가 미친 것이 아닐까?'라는 생각 자체가 외상이 되었다.

외상은 감정, 사고, 행동, 발달에 부정적인 영향을 미친다. 극도의 불안과 두려움을 경험하면 우리의 몸은 항상 도망가거나 싸울 태세를 갖추어 만성적인 긴장 상태에 머물게 된다. 그래서 특정한 상황에서 긴장되고 위축되며 그 장면을 피하게 되거나, 타인과의 관계에서도 과도하게 위축되거나 공격적으로 바뀐다. 외상이 만성적이고 지속적으로 발생하면, 소화기 및 신체화 장애, 강박장애, 만성 통증, 수면장애, 자살 충동, 공황장애 등 신경증적 질환을 보인다. 그래서 어린 시절 외상을 경험한 사람은 다른 사람에 비해 우울 또는 불안의 유병률이 3배 이상 증가하며, 알코올과 약물중독의 유병률이 10배 이상 높다.

불안과 두려움이 더욱 극심해지면 긴장과 위축을 넘어서 해리를 경험하는데, 이를 '얼어붙기', '부동 방어 행동'이라고도 한다. 즉, 너무 두려워서 어쩔 줄 모르고 얼어붙는 것이다. 이 상태에서는 감정을 느끼지도 못하고 그저 멍하게 있거나, 감정과 사고가 분리되어 자신이 마치 없는 듯한 경험을 하게 된다. 해리는 위험한 상황으로부터 자신을 보호하기 위한 최후의 방어 행동이다. 하지만 해리와 같은 부동 방어가 지속되면 감각을 통해 들어오는 자기에 대한 연속감을 느낄 수가 없어 자신이 존재하지 않는 듯한 이인감 및 비현실감을 느끼게 된다. 그래서 자신이 살아있음을 느끼기 위해 과잉행동, 자기 자극 행동, 약물을 찾게 된다.

> 3년째 회복 중인 순실 씨의 자녀는 자해 때문에 병원 치료를 받고 있다. 자녀는 어릴 때부터 아버지가 어머니에게 소리지르고 물건을 던지며 싸우던 모습을 지켜보고 있었고, 중학교 때는 부모가 싸운 다음 날이면 혼자 방에서 자해를 했다. 의사는 심각한 단계라며 입원할 것을 권유하였다. 순실 씨는 이 모든 것이 자신의 탓인 것 같은 죄책감이 들었다. 자신도 어릴 적 부모가 싸우는 장면을 보았을 때 불안해하며 오줌을 싸던 경험이 생각나서 더욱 죄책감에서 벗어날 수가 없다.

외상은 행동뿐 아니라 감정에도 부정적 영향을 준다. 그래서 타인의 무심코 한 말이나 행동에 참을 수 없는 분노가 치밀어 오르기도 한다. 또 타인의 말 한마디에 쉽게 좌절하고 의기소침해한다. 필자가 만났던 중독자의 자녀들은 작은 일에 화를 내며 억울해하는 아이, 자신이 항상 1등을 해야 한다고 우기는 아이, 혼자 구석에만 있고 싶어 하는 아이, 계속 눈치를 보면서 말을 못 하고 울먹거리는 아이, 누군가의 사랑과 관심을 끊임없이 요구하는 아이 등 심리적으로 힘들어하는 아이들이 많았다. 하지만 그 가족들도 자녀의 아픔을 잘 모르거나 대처 방법을 몰라 힘들어하였다.

한 아버지는 “제가 너무 아프고 중독에서 벗어나느라 아이가 아파하고 있는 걸 몰랐어요. 술을 끊고 보니, 아이가 많이 아파하고 있더라고요. 그런데 저도 아버지가 한 번도 따스하게 대해 주지 않아서 아이에게 다가가는 방법을 잘 모르겠어요. 아이를 위로하고 싶은데 어느새 아이에게 화를 내고 있더라고요” 한 어머니는 “아이에게만은 남편의 중독이 영향을 주지 않게 하려고 정말 마음 졸이며 최선을 다했어요. 그런데 아이가 다른 아이들에게 자꾸 화를 내며 싸우는 모습을 보면서 제가 남편에게 화내는 모습이 보여서 미안했어요”라며 마음 아파했다.

외상은 뇌의 변연계라는 곳에 암묵적 기억과 감각으로 저장된다. 그래서 성인이 되어 자녀를 양육할 때 자신도 모르게 어릴 때 받은 외상 장면을 재현하거나, 자신에게 외상을 준 부모의 모습을 그대로 따라 하게 된다. 즉, 외상이 세대 간에 전수되는 것이다. 세대 간의 전수에서 벗어나려면, 자신의 외상부터 치유해야 한다. 외상 사건은 바뀌지는 않지만, 그때 상처받았던 감정은 긍정적으로 변화되고 사라질 수 있다. 혹시 그 방법을 잘 모른다고 두려워하지 마라. 지금부터 배우면 된다. 처음부터 좋은 부모는 없다. 좋은 부모는 무수한 시행착오를 통해 만들어진다.

두 번째는 역할의 전도와 부재이다. 중독 가정의 자녀는 중독으로 자신의 역할을 다하지 못하는 부모의 역할을 자의든 타의든 대신하게 된다. 이것을 '부모화된 아이', '성인 아이'라고 부른다. 이들은 어린 시절부터 자신이 힘들고 어려워도 부모에게 의지하고 도움을 청하기보다는 슬퍼하고 우울해하는 아버지 또는 어머니를 먼저 위로하고 배려했어야만 했다. 이런 경험은 자녀에게 무거운 책임과 압박으로 다가오고 자신의 욕구나 감정에 대해 표현하기보다는 참는 것을 먼저 배우게 한다. 그래서 자신이 원하는 것을 모르는 상태로 살아가기도 한다. 한 성인 중독 자녀가 자신은 '착한 아이'라는 말을 들으면 화가 난다고 했다. 어린 시절에는 착한 아이라는 말이 칭찬과 인정으로 들렸는데, 지금은 그 말이 자신이 원하는 것을 주장할 줄도 모르고 무조건 남에게 맞추는 사람이라는 말로 들리기 때문이라고 하였다.

부모화된 아이는 성장 후에는 '성인 아이'가 되어 충족하지 못한 어린 시절의 욕구를 다양한 방법으로 채우기 위해 애를 쓴다. '성인 아이'라는 의미는 신체나 생활연령은 성인이지만 심리나 감정은 상처받은 어린 시절에 고착되어서 스트레스가 발생히는 사긴이나 상황이 발생하면 어린아이처럼 감정과 문제를 해결한다는 의미이다.

"아버지가 약물을 하셔서 정말 힘든 어린 시절을 보냈어요. 그래서 저는 약물은 물론 술과 담배도 쳐다보지도 않았어요.

그리고 아버지처럼 살고 싶지 않아서 정말 열심히 살았어요. 그런데 나중에 저는 도박 문제가 있는 사람과 결혼을 해서 내 아이에게 똑같은 어려움을 주고 있다는 것을 알게 되었어요. 다른 사람과 있을 때는 상대방의 마음을 알지 못해 왠지 모르게 불안했는데, 도박 문제가 있는 남편과 있을 때는 왠지 편했어요. 저도 모르게 그 사람을 보살펴주어야 할 것 같아서 끌렸어요."

"저는 남편이 집에 늦게 오거나 출장을 가는 날이면 정말 예민해져서 아이들에게 짜증을 내곤 해요. 제가 초등학교 때, 아버지가 도박 빚으로 도망을 갈 때 저를 혼자 집에 두고 동생만 데리고 갔던 적이 있었어요. 그때 3일 동안 혼자 집에 있었을 때 너무 무섭고 두려웠어요. 그래서 혼자 남겨졌다는 생각이 들면 정말 불안하고 예민해져요.

부모가 고의로 자녀에게 외상을 주고 부모화된 아이가 되라고 강요하지는 않는다. 자신이 너무 힘든 상황에 있기에 미처 자녀를 보살피고 돌볼 여유가 없었을 뿐이다. 그래서 잘 자라고 있다고 위안하기도 하고, 힘들어하는 모습을 봐도 시간이 지나면 모두 괜찮아질 것이라고 회피하기도 한다. 자녀들도 중독 가정에서 자신을 보호하고 사랑받기 위해 아래의 〈중독 자녀 유형〉처럼 자신만의 생존전략을 가지고 살아간다. '영웅 아이'는 부모의 보호자가 되어야만 사랑받을 수 있다고 생각하여 가정의 해결사가 되려고 노력한다. '마스코트'는 부모의 얼룩진 얼굴에 웃음을 주기 위해 귀염둥이처럼 행동하고, '속죄양'은 부모가 자신들 문제로 싸우는 것이 싫어서 자신이 더 큰 문제를 일으켜서 부모의 문제를 덮고자 한다. 위의 3가지 유형은 가정 내에서 존재감이라도 있지만, '잊혀진 아이'는 너무 순하고 착해서 있는 줄도 모르고 방치되기도 한다. 모두 살아남기 위한 생존전략이지만 건강한 전략은 아니다.

중독 자녀 유형

■ 영웅 아이

영웅 아이였던 수영이는 아버지가 술을 드시고 동네 사람들과 싸우면 자신이 앞장서서 아버지 대신 동네 사람과 싸웠다. 그래서 수영이는 동네에서 쌈닭이라는 별명이 붙었다. 성인이 된 지금도 가정에서 자녀나 배우자가 무시하는 것처럼 느껴지거나, 직장에서 상사가 약해 보이는 직원을 비난하는 것처럼 보이면 무조건 싸움을 한다.

■ 잊혀진 아이

잊혀진 아이 민태는 가정에 불화를 일으키거나 부모에게 부담을 주면 안 된다고 생각했다. 그래서 필요한 것이 있어도 말하지 않고 알아서 해결했다. 수학여행을 가야 하는데 어머니에게 부담을 주지 않으려고 "나는 수학여행은 가고 싶지 않아.

그냥 그 시간에 공부하고 싶어"라고 이야기한 적도 있었다. 수학여행뿐 아니었다. 그림을 그리고 싶어 미술학원에 가고 싶었고, 원하는 대학에 가고 싶었으나 민태는 참았다. 그리고 별로 하고 싶지 않다고 말하며 자신을 위로하였다.

■ 마스코트 아이

마스코트 양희는 어린 시절 술을 좋아하는 아버지의 기쁨이 되었다. 양희는 우리 아버지는 술을 많이 좋아하셨다. 술을 드시지 않을 때는 세상 착한 사람인데 술을 드시면 엄마에게 화를 내고 밥상을 엎으며 화를 버럭 내곤 했다. 나는 아버지가 싫지 않았다. 가끔 자전거 앞에 태워 주고, 아버지가 일하실 때 도와주면 "이쁘다. 우리 막내" 하면서 좋아하셨다. 나는 늘 엄마가 이상하다고 생각했다. '그냥 아버지가 하자는 대로 하지 왜 대들어서 아버지가 술을 드시게 하는지 이해가 되지 않았다'라고 생각하였다. 지금도 기억에 부모가 싸울 때 어느 편도 들지 않고 가만히 서 있는 모습과 술에 취해 들어오시는 아버지의 무릎에 앉아 있던 모습이 기억이 난다.

■ 희생양 아이

희생양 준호는 어머니의 도박 문제로 항상 가정이 시끄러웠다. 어머니가 동네 사람들과 화투를 치러 가면, 아버지는 준호에게 어머니를 찾아오라고 시키고, 평상시에는 어머니를 감시하는 일을 시켰다. 그러다가 어머니가 화투를 치러 가면, 아버지는 어머니뿐 아니라 어머니를 감시하지 못한 준호에게도 폭력을 사용하였다. 준호는 그런 아버지가 싫어서 집에 들어가는 날이 줄어들었고, 방과 후에는 비행아이들과 어울려 다녔다. 술과 담배를 하고, 물건을 훔치고, 학교 친구들의 돈을 갈취하였다. 학교와 경찰서에서 부모를 부르는 횟수가 많아지자 아버지가 자신을 때리는 횟수가 줄어들었고, 어머니는 화투를 치러가는 날보다 학교에 오시는 날이 많아졌다.

지금 아이가 문제행동을 보이지 않는다고 착하고 모범적이라고 안심하지 마라. 말이 없는 아이일수록 마음이 더 아플 수 있기 때문이다. 아이는 부모의 보호와 사랑을 받을 권리가 있다. 지금이 아파하고 있는 아이에게 관심과 사랑, 보호를 주어야 할 때이다.

중독 가정의 자녀 유형

● 영웅 아이

'내가 잘해야만 우리 가족이 행복할 수 있어', '내가 우리 가족의 문제를 해결해야만 해' '내가 성공해야 우리 가족을 지킬 수 있어'라는 생각을 가지고 있다. 가족의 문제를 해결하기 위해서 자신의 감정이나 욕구를 숨기고 완벽한 사람이 되려고 노력한다. 그리고 자신이 강해지고 능력이 있는 사람이 되기 위해서 강박이고 완벽주의적 행동을 하며 실패를 견디지 못한다.

● 마스코트 아이

'부모를 행복하게 만들어야 해'라는 생각으로 가족에게 웃음을 주기 위해, 어린아이처럼 아양을 떨거나 귀여운 행동을 한다. 실제 나이보다 어린아이처럼 행동하고 타인에게 항상 웃고 미소진 표정을 보여주려 한다. 이들은 심각한 상황에서 유머와 미소로 심각한 상황을 전환하며, 부정적 감정이나 생각들을 느끼지 않으려고 한다.

● 잊혀진 아이

'가족들은 나에게 관심이 없어', '가족을 힘들게 하면 안 돼, 그러니 아무 말도 하지 마'라고 생각하고 가족에게 문제를 일으키고 어려움을 주지 않기 위해 조용한 아이로 지낸다. 이들은 자신이 원하는 것을 부정하는 것에 익숙하며, 타인에게 표현하지도 않는다. 하지만 이들의 마음에는 자신이 방치된 아이라는 생각과 존재에 대한 무가치감이 자리하고 있다.

● 희생양 아이

'내가 더 큰 문제를 만들면 가족의 중독 문제가 덮어질 거야'라고 생각한다. 그래서 비행, 공격성, 가출, 자해, 자살 시도, 다른 형태의 중독 문제를 통해 가족의 관심과 문제를 자신에게 돌리기 위해 노력한다. 하지만 이런 행동이 실패하게 되고, 그 실패를 중독의 문제로 덮으려고 시도하여 중독이 대물림되기도 한다.

알코올 중독 자녀의 메시지

'좋은 엄마가 되고 싶어요'

어릴 적 우리 집은 365일 중 하루라도 편하게 지나갈 때가 없었다. 내가 태어나기도 전에 부모님은 툭하면 다투셨다. 특히 모든 공휴일이나 생일, 시험 기간과 같이 중요한 날엔 거의 예외 없이 우리 집은 부모님의 싸움으로 편한 날이 없었다. 어쩌다 별일 없이 지나가는 날이면 오히려 이렇게 편안해도 되는 걸까라는 불안감이 올라왔다. 그래서 나는 언제나 부모님의 싸움을 준비하였다. 그 싸움의 중심에는 항상 아버지의 무능력과 술이 있었다.

아버지는 시골의 가난한 집에서 태어나서 독학으로 서울에 있는 대학을 나오셨으며 나름 자수성가하신 분이었다. 그런데 아버지는 항상 다른 사람들이 자신을 무시한다는 생각에 편집적이고 폭력적으로 어머니를 대하셨다. 아버지는 술을 드시면 다른 사람에게 무시당한 넋두리를 자녀에게 쏟아냈다. 아버지는 술을 마시기 위한 '이유'가 필요했으며 그 이유는 무시였다.

어머니는 자신도, 자녀도, 가정도 지킬 수 없는 나약한 분이었다. 그래서 남편이 아들과 언쟁을 하다 칼을 휘둘러 새빨간 피가 집안 곳곳에 뚝뚝 떨어지는 순간에도 남편과 아들 사이에서 아연실색하여 "네가 아빠 좀 말려봐"라며 초등학생인 나에게 달려오신 분이다. 그때 나도 너무 무서웠지만 아버지의 바지를 잡으며 아버지를 말렸다. 그 순간부터 나는 어머니의 보호자이며 가정의 해결사였다. 그때 무섭고 보호가 필요했던 나는 미처 돌보지도 못하고 '우리 가족은 내가 지켜야 한다'라고 결심했다. 그래서 어느덧 나는 가족에 문제가 생기면 가족의 해결사가 되어 있었다.

나의 결혼생활은 대학교 2학년 때 시작되었다. 나를 간절히 원하는 학과 선배가 나 없이는 살 수 없다는 말에 그를 구하려는 마음에 결혼하였다. 결혼 6개월 만에 남편은 폭력적으로 변하였다. 그는 자신을 무시한다는 이유로 나와 백일 된 아이에게 폭력을 사용했다. 어머니처럼 도움이 필요한 사람에게 도움을 주며 어머니와 같은 삶을 살지 않을 거라 믿었는데, 나는 어머니와 똑같은 삶을 살고 있었다. 나는 그때까지 중독 자녀로서 대물림되고 있다는 것을 몰랐다.

21세 때 태어난 아이를 바라보면서, 결혼은 실패했지만 실패한 어머니로 살고 싶지 않아서 아이에게 혼신의 힘을 다했다. 그런데 현실은 기대와는 다르게 참으로 힘들었다. 사춘기 시절에는 담임교사에게 전화를 받기 일쑤였고, 심지어 학교폭력에 연루돼 징계를 받기도 했다. 딸이 대학에 입학하면서 '이제 방황이 끝났구나'라고 생각했지만, 대학에 입학한 딸은 나처럼 폭력적인 남자와 결혼을 하였다. 결국 '기구한 엄마의 삶을 결국 딸이 닮을 수밖에 없는 것인가'라는 자책과 죄책감에 절망스러운 나날들을 보냈다.

그러다 어느 날 중독자를 위한 송년 모임에서 어느 분의 경험담을 통해서 내가 알코올 중독자의 자녀이며 그것을 딸에게 대물림되고 있다는 것을 알게 되었다. 그 이후 나는 이를 악물고 딸에게 대물림하지 않기 위해서 중독 공부를 시작했다. 물론 나 자신을 위한 것도 있었지만, 사춘기뿐 아니라 성인기까지 방황하고 있는 딸을 위해서였다. 나는 딸의 삶을 이해하려고 노력했다. 그러기 위해서는 나를 먼저 이해해야만 했다.

나는 부모에게 받지 못했던 사랑을 남편에게도 받지 못했다. 그래서 수치스러웠다. 주변 사람에게 수치스러운 나를 들키고 싶지 않아서 밝은 척, 완벽한 척, 아무렇지 않은 척, 행복한 척했다. 그래서 딸이 문제를 일으키면, 그 아이를 진심으로 이해하기보다는 문제를 감추고 포장하려 하였다. 나에게 딸은 사랑받지 못한 산물이며, 이혼한 실패작이었다. 그것을 인정하기 너무 힘들었다. 하지만 지금은 나의 상처를 통해서 딸의 상처를 바로 볼 수 있는 용기가 생겼고, 진심으로 딸의 상처를 감싸주고 싶은 마음도 생겼다. 나를 인정하고 나니 오래전 과거와의 수치스러운 나와 화해를 하게 되었고, 타인도 진심으로 사랑할 수 있게 되었다.

나는 더 이상 사랑과 공동 의존을 착각하여, 21세 때처럼 자기 파괴적으로 삶을 선택하지 않는다. 그리고 자녀를 나의 가치를 인정받는 도구로 이용하지도 않는다. 나는 지금 내 주변의 사랑하는 이들을 만나면서 이러한 진실을 머리가 아니라 가슴으로 온전히 알아가고 있다.

10.
관계 재구축하기

10.
관계 재구축하기

단주, 단도박, 단약을 시작하면 중독자와 주변 사람들은 모든 것이 이루어졌다고 생각한다. 그리고 한없이 행복한 미래를 꿈꾼다. 하지만 행복도 잠시, 중독 뒤로 미뤄뒀던 서로에 대한 기대들이 올라오면서 상대방이 그 기대를 채워주기를 원한다. 중독자는 주변 사람들이 회복이라는 어려운 일을 해낸 것만으로도 그들이 자랑스러워하고 만족해 주기를 원한다. 그리고 주변 사람들은 그동안 기다리고 고생해 온 노력에 대해 중독자에게 보답받기를 원하다. 그러나 기대가 채워지지 못하면 서로 실망하고 원망하고 비난하게 된다. 이것이 때로는 재발을 불러일으키기도 한다.

중독자는 모든 것이 새롭고 새로운 삶을 시작하는 것이 두렵다. 가족이나 주변 사람들도 중독자의 새로운 모습에 익숙하지 않고 오히려 당황스럽기도 하다. 그래서 때로는 그때가 더 좋았다며 다시 중독으로 돌아가기를 바라기도 한다. 건강한 회복을 위해서는 중독에서 벗어나 살아가는 법을 함께 새롭게 배워야 한다.

중독을 이해하고 배워라

중독은 중독의 유형과 중독자의 개인 특성에 따라 너무도 다양하게 발현되기 때문에 중독자의 행동, 감정, 사고를 정확하게 이해하기는 어렵다.

중독에 대한 가장 일반적인 오해는 '의지로 끊으면 되지'와 '끊으면 바로 일상으로 돌아갈 수 있겠지'라는 것이다. 그래서 단주, 단도박, 단약을 시작하는 즉시 직장을 구하고, 중단한 학업을 계속하고, 좋은 아버지나 자녀가 되기를 바란다. 그러나 중독은 우리가 알고 있는 것보다 훨씬 복잡한 뇌의 기저와 심리적 동기에 의해 생긴다. 회복자들이 자신에 대해 깊이 있는 공부가 회복에 도움이 되었다고 고백하는 것은 이런 이유 때문이다.

중독은 아는 만큼 보인다. 중독에 대해 많이 알수록 중독자를 잘 이해할 수 있으며 그들을 잘 도울 수가 있다. 중독통합관리센터, 한국도박문제관리센터, 한국마약퇴치운동본부, 공동체 등에서 다양한 교육 및 프로그램들이 진행되고 있다. 이곳에서 중독에 대한 이해뿐 아니라 가족이나 주변 사람의 역할, 공동 의존에서 벗어나는 방법, 가족의 구조를 다시 세우는 방법을 배울 수 있다.

관계 구조를 다시 세워라

단주, 단도박, 단약 후에는 중독자에게 가족이나 중요한 관계에서 새로운 역할을 제공하여 역기능적인 구조에 빠진 관계를 다시 세우는 작업이 필요하다. 그동안 가장으로서, 아버지로서, 자녀로서, 직장 상사로서의 역할을 제대로 하지 못하고 오히려 의존과 돌봄을 받거나 관계 안에서 소외되었다면, 이제는 중독자에게 그 역할로 돌아갈 수 있는 기회를 주어야 한다. 소속감과 유대감을 가질 수 있도록 작은 역할부터 주는 것이 좋다. 설사 그 역할 수행이 마음에 들지 않고 때로는 실수하여도 믿고 기다려주어야 한다.

한 회복자는 단약을 하고 가족에게로 돌아왔는데, 가족이 대소사를 결정할 때 자신을 투명 인간 취급하는 것을 보면서 외로움과 소외감을 느꼈다. 그는 중독으로 인해 가족을 돌보지 못한 자신의 탓이라고 스스로 달랬지만, 어린 시절부터 재혼한 어머니의 친자식이 아니라는 이유로 가족 내에서 소외감으로 힘들어했던 자신의 모습을 다시 느끼게 되었다.

관계로부터의 소외감은 여자라는 이유로, 기대에 미치지 못했다는 이유로, 막내라는 이유로, 돈을 벌어오지 못했다는 이유로, 중독자라는 이유 등 다양하지만, 그 안에서 이질감과 거절감을 느끼는 것은 공통적이다. 사람은 관계 안에서 애정과 인정을 받으며 소속감을 느끼게 되는데, 그것이 관계 안에서 충족되지 못하면 술이나 도박, 약물, 성, 음식, 쇼핑

등이 그 역할을 대신하기도 한다. 소외감은 재발로 가는 지름길이며 회복의 걸림돌이 된다. 돌아온 중독자에게 다시 관계 안에서 설 수 있는 기회를 제공하라. 그러기 위해서는 그의 작은 의견이라도 존중하고 관계 안에서 봉사할 수 있는 기회를 주는 것이 좋다.

의심을 버려라

'중독자는 뼛속까지 중독자'라는 말이 있다. 이 말은 중독자가 아무리 회복을 잘해도 언젠가는 다시 재발될 것이라는 불신이 내포된 말이다.

20년 단주의 길을 걸어가고 있던 선우 씨는 A.A. 모임에서 여성 회복자를 만났고, 이성과 사랑에 빠지면 안 된다는 후원자나 선배들의 만류에도 불구하고 그분과 사랑에 빠졌다. 물론 선우 씨도 여성 회복자와 사랑에 빠지는 것이 자신의 회복에 도움이 되지 않는다는 것을 알았지만 자신의 마음이 빠져드는 것을 어쩔 수가 없었다. 그 사실이 A.A. 모임에 알려지게 되면서 많은 사람이 선우 씨에게 20년의 단주 생활이 모두 위선이라고 비난하였다. 그 비난 중에서 '중독자는 어쩔 수가 없다'라는 말에 선우 씨는 깊은 상처를 받았다.

중독자에게 가장 힘든 일 중 하나는 타인의 불신이다. 가족이나 주변 사람들은 그동안 무수하게 기만당한 경험이 있기 때문에, 그리고 재발에 대한 불안으로 중독자에 대한 의심을 버리지 못한다. 그래서 중독자의 일거수일투족을 모두 알고자 하며, 관리하고 통제하고자 한다. 이것은 한 인간을 존중하지 못하는 태도이며, 과거의 행동에 대한 또 다른 의미의 처벌이다. 한 번 죄를 지었으니 또 죄를 지을 거라는 낙인이기도 하다. 그래서 중독자는 관계 안에서 자신의 결백을 주장하며, 타인의 의심 어린 눈초리를 견뎌야 한다. 그러다 보니 타인과 진솔한 관계를 형성할 수 없으며, 고립감과 외로움을 느낀다. 설사 행동이 변화하지 않는다고 해도 '지금은 회복을 통해 자신의 삶을 새롭게 시작하고 싶어한다'는 마음만은 진심이다.

우리는 행동하지 않으면 그의 진심을 믿지 않는다. 하지만 우리 자신도 절실하게 마음먹지만, 행동으로 이어지는 경우는 매우 드물고 절실하게 노력하지만 실패하기도 한다. 하지만 절실한 마음들이 쌓여서 내적인 동기가 되고, 회복으로 가는 길로 안내한다. 변화하지 않는다고 중독자의 절실한 마음까지도 거짓은 아니다.

지나친 기대를 버려라

회복의 과정을 시작하는 사람은 중독에서 벗어나 처음 세상에 나온 아이와 유사하다. 그는 다른 사람과 함께 협력하여 살아가는 법을 배워야 하며, 자신의 삶을 건강하고 즐겁게 꾸려가는 방법도 하나씩 배워야 한다. 그 과정에는 반드시 시행착오가 존재하며, 그 시행착오를 비난하게 되면 깊은 좌절감을 느껴서 재발의 위험성이 높아진다.

민철 씨는 한때 잘 나가던 사업가였다. 약물로 인해 법적인 문제가 생기기 전까지는 가족 몰래 약물을 하면서도 경제적으로 풍족한 삶을 살았다. 그가 7년간의 약물과 결별을 하고 가정으로 돌아왔을 때, 그에게 돌아온 건 '기대'였다. 그는 자신의 단약을 위해서 NA라는 모임을 선택하고 매일 NA에 나갔으며, 그곳에서 회복자들과 함께 시간을 보냈다. 그런데 가족들은 아버지로, 가장으로, 남편으로 원하는 것들이 너무 많았고 그 역할을 잘 해내지 못한다고 원망과 비난을 하였다. 심지어는 "NA에 중독되어 가족을 또 버리느냐, 차라리 아버지가 없었으면 좋겠다. 그럼 기대도 하지 않고 살 수 있으니…"라는 큰아들의 말은 그를 힘들게 하였다. 민철 씨는 매일 갈망과 싸우며 가족의 품으로 돌아가기 위해 애쓰는 자신을 가족들이 알아주지 않는 것 같아서 서럽기도 하였다.

민철 씨처럼 단주, 단도박, 단약을 하면 타인의 기대를 한 몸에 받게 된다. 하지만 초심 회복자는 처음부터 자신에게 주어진 역할에 전념할 수가 없다. 지금 완전한 회복이 되지 않아 위태한 상태이기에 자신의 회복에 전념해야만 한다. 한 걸음씩 차근차근 시도하는 중독자의 노력을 격려하고 칭찬하자. 그래야 자신이 잘하고 있다는 확신과 자신감이 높아져서 더 큰 역할에도 도전할 수 있다. 한 걸음씩 걸어가는 아이에게 처음부터 달리기를 기대하지 않듯이 하나씩 성취해 가는 것에 격려를 아끼지 말자.

지나친 간섭과 통제는 자기효능감을 약화시킨다

'중독자들은 숨 쉬는 것만 빼고 모두 거짓말이다'라며 그들의 행동을 통제해야 한다고 말하는 사람도 있다. 간섭과 통제는 처음에는 효과적인 것처럼 보이지만 회복은 끝없이 걸어가야 하는 길이다. 그 길에는 재발의 위험이 곳곳에 도사리고 있으며 그것을 매 순간 극복해야 한다. 그런데 간섭과 통제로 회복의 길을 걸어가는 사람은 나중에 큰 재발의 위험이 다가올 때 극복할 수 있는 힘이 없다. 다른 사람에게 의존해야 하며, 누군가의 도움 없이는 위험에서 벗어날 수 없다. 배고픈 사람에게 물고기를 주기보다 물고기 잡는 법을 알려주라는 말처럼, 중독에서 벗어나는 방법을 시행착오를 통해 경험하고 익혀서 자신의 것으로 만드는 것이 중요하다. 이런 과정을 통해서 중독자는 자신에 대한 확신을 가지고 앞으로 다가올 어려움을 해결할 수 있다는 자신감을 가지게 된다. 이를 자기효능감(self-efficacy)이라고 한다. 그래서 지금 당장의 단주, 단도박, 단약보다는 재발 위험에서도 극복할 수 있는 자기효능감을 키워주는 것이 중요하다.

진철 씨는 매사에 자신감이 없으며, 자신의 선택에 대한 신뢰가 없다. 그래서 가정이나 직장에서 일이 주어지면 잘해야 한다는 부담감으로 불면증에 시달리며, 일을 해결하고서도 알 수 없는 불안으로 노심초사한다. 주변 사람들이 잘했다고 칭찬해도 진철 씨는 그 말이 진심으로 느껴지지 않으며, 자신은 언제나 부족한 사람이라는 생각이 사라지지 않는다. 결국 병원에서 그는 불안장애라는 진단과 약물 처방을 받았다. 그는 불안이 느껴질 때마다 처방 약을 과도하게 복용하였고, 결국 신경안정제에 중독되었다.

진철 씨는 상담을 통해 어린 시절 허약해서 항상 부모의 도움을 받았던 자신을 발견하였다. 학교 과제, 또래 관계, 학업, 직업, 심지어는 결혼에서도 부모의 힘이 닿지 않는 곳이 없었다. 특히 부모의 도움으로 특례로 대학에 입학했던 것과 결혼 초기에 직장을 구하지 못한 자신에게 생활비를 주신 것 등의 사건들은 그에게 스스로 할 수 없는 사람이라는 생각을 굳히도록 하였다. 그래서 다른 사람에게 '부족한 자기'가 들통날까봐 전전긍긍하며 아내가 조금만 불편한 얼굴을 하면 자신이 부족해서 그렇다고 생각하였고, 불편해하는 아내를 만족시켜 주기 위해 최선을 다했다.

부모의 도움은 참 고마운 일이다. 하지만 스스로 결정하고 책임져야 하는 일을 타인의 도움으로 이루게 되면, 마음 깊은 곳에는 타인에 대한 미안함과 자신에 대한 불신이 생긴다. 소중한 사람의 선택을 사랑이라는 이름으로 간섭하고 통제하면, 때로는 진정한 도움이 될 수도 있지만, 자신에 대한 확신, 즉 스스로 할 수 있다는 자기효능감을 약화시킨다. 작은 일에도 스스로 결정하는 연습을 통해 자기 안에 잠재되어 있는 자기효능감을 강화할 수 있는 기회를 주어야 한다. 우리는 시행착오 속에서도 배울 수 있다는 것을 명심하자.

책임감을 가질 기회를 주라

선택하고 책임지는 것은 회복에 매우 중요한 요소이다. 사람은 자신의 삶을 살아갈 수 있는 내적 자원을 가지고 있다. 그리고 자신의 삶을 책임질 수 있는 능력도 있다. 하지만 책임은 항상 좋은 결과만을 가지고 오지 않기 때문에 많은 사람은 책임을 회피하고 싶어 한다. 중독자는 간혹 자신에게 주어진 일이나 책임이 부담스러워지면 가족의 뒤로 숨거나 또다시 중독을 빌미 삼아 도망가고 싶어진다. 또는 '당신 때문에 술을 마실 수밖에 없다', '부모가 나를 힘들게 해서 약을 할 수밖에 없다'라며 타인에게 그 책임을 떠넘기고 싶어진다.

> 2년간 단약 중이던 동진 씨는 아버지 회사에서 회계 업무를 담당하였다. 그런데 어느 날 회사에 경제적 손실을 입히자 연락을 끊고 사라졌다. 한 달 뒤 집으로 돌아온 동진 씨는 아버지에게 "저는 중독자예요. 중독자가 무슨 일을 하겠어요. 아버지가 저 같은 사람에게 그 일을 맡기신 것이 잘못이에요"라고 변명을 하였다. 그는 자신의 실수에 대해 책임지기보다는 중독자라는 이유로 회피를 선택했다.

중독전문가들은 중독자에게 감정이 흔들리고 스트레스를 받으면 재발될 수 있기에 그런 상황을 사전에 피하라고 조언한다. 이때 피하라는 것은 자신이 감당할 수 없거나 부담감을 느끼는 일을 맡지 말라는 의미이며, 자신이 처리할 수 없을 정도의 관계에 빠지지 말라는 의미이다. 동진 씨처럼 말없이 그 상황에서 도망가라는 뜻이 아니다. 자신이 감당할 수 없는 스트레스 상황이면 사전에 아버지나 다른 사람과 해결할 수 있는 방법을 찾아야 한다.

우리는 자신을 보호하기 위해 책임을 회피하기도 하고, 타인에게 자신의 책임을 전가하기도 한다. 회피는 편안함을 주지만 내적 힘을 길러주지 못한다. 상처나 실패를 극복하면서 내면의 힘이 길러질 수 있도록 작은 것에 책임지는 법을 알려주어야 한다. 작게는 자신의 방이나 공간을 정리하기, 사소한 잘못이라도 시인하고 사과하기 등, 크게는 경제적 독립이나 관계에서 용서받는 것이 해당된다.

우리는 중독자의 선택을 존중하고 혹시 원하지 않는 결과가 나와서 책임을 져야 한다면 그 문제를 직접 해결해 주기보다는 힘든 마음을 함께 나누어 주는 것으로 충분하다. 간혹 문제를 해결해 주고 싶은 마음도 들겠지만, 책임감을 배울 수 있도록 그 문제는 그 사람의 몫으로 놔두어야 한다. 책임감은 자신의 삶을 살아갈 수 있다는 자신감의 발현이다.

알코올 중독인 42세 아들을 둔 은자 씨는 병원에 입원해 있는 아들을 도울 수 있는 방법을 찾고자 했다. 그래서 전문가들을 찾아다녔는데, 그들은 모두 한목소리로 아들이 어머니에게 의존하는 것에서 벗어나서 스스로 책임을 지도록 해야 한다고 이야기했다. 그러기 위해서는 어머니가 먼저 아들과의 공동의존에서 벗어나야 한다고 하였다. 아들의 외상 술값을 갚아준 일, 2번의 음주 사고를 돈으로 합의해 준 일, 정신 차린다는 말을 믿고 가게를 열어주었던 일, 밤에 술에 취한 아들을 데리러 간 일, 이혼하고 혼자 된 손자를 키운 일, 식사가 걱정되어 자신의 집 근처로 이사시킨 일 등이 하지 말아야 했던 예들이라고 했다. 하지만 은자 씨는 이혼하고 혼자 사는 아들이 너무 안쓰러워서 자신이라도 보살펴 주어야 될 것 같았다. 은자 씨의 아들도 면회 오는 어머니에게 이번에는 반드시 알코올 중독에서 벗어날 수 있다고 장담하지만 다섯 번째 입·퇴원을 반복하면서 점점 자신감이 없어졌다. 그리고 지금까지 살면서 자신이 스스로 무언가를 해본 적이 없으며, 그것을 해낼 수 있는 능력도 없다는 생각에 더 자신감이 떨어졌다.

한 아버지가 자녀와 결혼할 상대에게 자녀가 약물중독자임을 알려줘야 하느냐고 물은 적이 있다. 상대에게 알려주지 않자니 죄책감이 들고, 자신이 직접 알려주자니 자녀와의 관계가 다시 깨질까봐 두려워하였다. 그때 필자는 "자녀가 직접 배우자에게 이야기하도록 돕는 것이 자녀에게 책임지는 법을 알려주는 것입니다"라고 이야기하였다. 중독자의 책임은 자신이 중독자였으며 지금은 회복 중이라는 것을 타인에게 알리는 것부터 시작된다.

무분별한 사랑보다는 진정한 사랑을 하라

진정한 사랑은 상대방에 대한 진정한 관심과 애정에 뿌리를 둔다. 즉, 진정으로 상대방이 아픈 것에 눈이 가고 상대방의 아픔이 느껴지는 것이다. 진정한 사랑은 무분별한 사랑과는 달리 '명확한 경계'가 있다. 명확한 경계란 다음과 같은 특성이 있다.

첫째, 상대방의 선택을 존중한다. 진정한 사랑은 상대방의 선택을 존중하지만 무분별한 사랑은 상대방의 선택을 존중하기보다는 자신의 선택만을 강요한다. 그래서 무분별한 사랑은 자신이 옳다고 생각하는 것을 상대방의 의지와 관계없이 밀고 나가며, 상대방이 그것을 따르지 않으면, 화, 분노, 억울함, 섭섭함 등을 느끼며 상대방을 비난한다.

둘째, 책임의 여부이다. 진정한 사랑은 상대방이 행동에 대한 책임을 스스로 지도록 하지만 무분별한 사랑은 그 책임을 자신이 대신한다. 간혹 부모는 자식이 아프면 그 아픔을 대신하고, 죄를 지었으면 그 벌을 대신 받고 싶을 만큼 자녀가 안쓰러울 수 있다. 그 안쓰러운 마음을 전해줄 수는 있지만 책임을 대신 지어주는 것은 진정한 도움이 되지 않는다.

40세 하진 씨는 술을 먹고 오면 용돈이나 반찬, 청소 등을 핑계로 자기 마음에 들지 않는다고 그의 어머니를 때렸다. 어머니는 그럴 때면 맞는 소리가 다른 사람에게 들리지 않도록 창문을 닫았다. 그녀는 아버지에게 맞는 어린 아들을 자신이 보호해 주지 못해서 학교도 적응하지 못하고 직장도 없어서 술에 의지하는 것이라고 합리화하였다. 그래서 다른 사람들이 하진 씨에게 전문적 도움이 필요하다고 치료를 권했지만, 하진 씨 어머니는 아들의 알코올 문제를 부인했다. 그러면서 술을 먹고 오는 하진 씨에게 계속 폭력을 당했다.

안쓰럽고 불쌍한 아들을 보호해 주지 못했던 그 시절이

후회되어 지금 보호해 주고 싶은 어머니의 마음이 이해된다. 하지만 어머니의 행동은 아들을 보호해 주는 것이 아니라 화가 나면 타인을 때려도 된다는 것을 간접적으로 가르쳐주는 것이다. 즉, 어린 시절의 자신의 삶이 힘들었다는 이유로 다른 사람에게 폭력은 행사해도 된다고 묵인하는 것이다. 폭력 행동을 계속 묵인하게 되면 결국 폭력적인 하진 씨와는 아무도 함께 있고 싶어 하지 않을 것이며, 그는 세상으로부터 고립될 것이다.

무분별한 사랑은 수치심과 죄책감에 뿌리를 두고 있다. 그 시절 외면하고 거절했던 그리고 방임했던 자신의 행동에 대한 후회가 내면에서 곪고 썩어서 '부모라면 어떻게 그럴 수 있어', '나는 자식을 키울 자격이 없어' 등 자기 비난의 목소리를 만들고 그것이 수치심으로 자란다. 그래서 현재 일어나는 일들이 모두 자신 탓처럼 느껴진다.

무분별한 사랑은 중독자에게 혼란스러움을 준다. 자신의 책임이 어디까지인지, 타인에게 피해가 되는 행동의 기준이 무엇인지 구별하기 어렵게 만든다. 그래서 진정으로 행동의 책임을 배우기보다는 상대방의 눈치를 보며 타인의 감정을 이용하는 법을 배우게 된다. 중독자에는 허용이나 무관심, 집착이나 간섭이 아닌 진짜 사랑과 수용이 필요하다. 그러기 위해서는 나 자신이 먼저 죄책감과 수치감에서 벗어나야 한다. **가슴은 뜨겁지만, 행동은 단호하게 사랑하자.**

11.
함께 성장하는 길

11.
함께 성장하는 길

중독자가 관계 안으로 돌아왔을 때, 변화된 중독자를 받아들일 준비가 필요하며, 중독자도 관계 안에서 다시 서기 위한 방법을 배워야 한다. 다음은 우리가 중독자와 함께 성장하는 회복의 방법들이다.

소통하라

관계 회복에는 소통이 필요하다. 중독자와 가족이나 주변 사람들은 진정 어린 대화를 해본 적이 별로 없다. “혹시 또 해?”, “왜 이리 의지가 약해”, “엄마가 나에게 해준 것이 뭐야?”와 같은 서로에 대한 비난이 대화의 주를 차지한다. 자신이 원하는 것을 제대로 전달하면서 상대방의 감정은 다치지 않는 대화 기술을 배우고 익혀야 한다. 그러기 위해서는 아래 의사소통 기술들처럼 상대방의 욕구, 감정, 생각들을 비판 없이 그대로 경청하기, 수용하기, 공감하기 및 자기주장 기술이 필요하다.

■ **경청하기**

경청하기란 상대방의 이야기를 '잘' 들어주는 것이다. 잘 들어준다는 것은 상대방의 이야기를 비판하거나 비난하지 않고 이야기 내용을 잘 파악하는 것이다. 시선은 상대방의 눈이나 얼굴을 보고 상대방의 말을 잘 듣고 있다는 표시로 고개를 끄덕이는 등의 제스처도 해주어야 한다. 또한 상대방이 하는 말이 잘 이해되지 않을 때는 "잘 못 들었어요, 다시 이야기해 줄 수 있나요?", "잘 이해가 되지 않는데 좀 더 자세히 설명해 주세요" 등 다시 물어보는 것도 좋다. 이런 반응들은 상대방에게 수용되고 있다는 느낌을 주며, 자신을 좀 더 잘 표현할 수 있는 자신감도 준다.

■ **수용하기**

수용하기란 상대방의 말에 대해서 '그럴 수도 있지'라는 마음을 가지는 것이다. 우리는 경험을 통해 세상을 살아가는 방식을 터득한다. 이것은 일종의 삶의 가치관 또는 신념인데, 이런 가치관과 신념은 사람마다 다르다. 그런데 우리는 나와 다른 가치관이나 신념은 배척하기도 한다. 이런 태도는 타인에게 비난이나 충고, 조언으로 나타난다. 그러나 수용하기는 자신과 다른 것을 비난하지 않고 있는 그대로 존중하는 것이다. 상대방과 소통하기 위해서는 '다름'을 다양한 관점으로 바라보고, 있는 그대로 받아들이는 연습이 필요하다.

■ **공감하기**

공감하기란 상대방의 욕구, 감정, 생각, 행동에 대해 이해된 바를 전달하는 것이다. 상대방의 슬픔, 화남, 무기력감, 무능력감, 우울 등의 감정들을 상대방 입장에서 느끼고 말과 행동으로 표현해 주는 것이다. 우리는 공감받았을 때 함께 한다는 소속감과 유대감을 가지게 되지만 공감받지 못하면 소외감과 외로움을 느낀다.

공감(empathy)과 동감(sympathy)은 다소 혼동되기 쉽다. 동감은 상대방에 대한 이해가 아니라 자기가 예전에 그와 비슷한 상황에서 들었던 감정을 다시 느끼는 것이다. 이런 점에서 공감은 '나와 너'라는 엄밀하게 구분된 경계 안에서 일어나는 감정 교류이다.

공감은 인지적 공감, 정서적 공감, 행동적 공감으로 구성되어 있다. 인지적 공감은 머리로 상대방의 감정을 이해하는 것이고, 정서적 공감은 머리로 이해한 상대방의 감정을 몸으로 느끼는 것이다. 그래서 상대방의 이야기를 들으면서 가슴이 먹먹하거나, 눈물이 맺히거나, 손과 발이 떨리기도 하고, 한숨이 나오기도 한다. 행동적 공감은 머리와 몸으로 느낀 감정을 행동으로 표현하는 것이다. 상대방에 대해 감정을 느끼지만 표현하지 않으면 상대방은 잘 알지 못하기 때문에 행동적 공감도 중요하다. 이 세 가지 공감이 모두 일어나야 진정한 공감이다.

■ 자기 주장하기

자기 주장하기란 자신이 원하는 것을 상대방에게 화내거나 비난하지 않으면서 전달하는 의사소통 방법이다. 자기주장이 되기 위해서는 먼저 자신의 감정과 기대가 무엇인지 알아야 한다. 간혹 사람들은 목소리가 크거나 자신의 생각을 굽히지 않는 것을 자기주장이라고 생각한다. 그러나 이것은 진정한 의미의 자기주장이 아니다. 자기주장은 자신의 욕구, 기대, 감정 등을 솔직하게 상대방에게 이야기하는 것이다. 다음은 자기 주장하기에 가장 일반적으로 사용되는 토마스 고든(Thomas Gorden)이 개발한 '나-전달법'이다.

나-전달법(I-Message)

1. 나를 주어로 문장을 시작한다.
2. 현재 자신의 감정에 대한 이유를 설명한다.
3. 상대방의 행동이 자신에게 미치는 영향에 대해 설명한다.
4. 필요하다면 상대방의 행동 변화를 제안할 때는 구체적으로 표현하고, 그때 느껴지는 결과에 대해서도 함께 설명한다.

기본형태) 네가 ~~할 때, 나를 ~만들기 때문에 나는 ~~하다.
그래서 나는 네가 ~~해주면 좋겠어.

예) 네가 소리를 지를 때, 나는 두려움을 느끼고 너에게 소중하지 못한 사람이라고 느껴져. 그래서 나는 네가 작은 소리로 말해주면 좋겠어.

관계를 신뢰하라

중독자는 타인으로부터 거부당하고 비난받는 경험이 쌓여 있기 때문에 타인에 대한 신뢰가 깨져있다. 그래서 관계에서 진솔한 모습을 보이기 어려워하고 사회적으로 인정받고 용인되는 가면을 쓰고 다른 사람을 대한다. 가족들도 마찬가지다. 가족의 중독으로 인해 다른 사람에게 배척당하고 평가당하며 거절당하기도 한다. 한 번 깨진 신뢰는 스스로를 고립시키며 자신만의 성에 살게 만든다.

기철 씨는 도박중독자 모임(GA)을 신뢰하지 않는다. 그래서 그곳에서 경험담을 말하지 않는다. 자기 앞에서는 자신을 수용하고 인정하는 것처럼 말하지만, 모임이 끝나면 뒤에서 자기를 험담할 것이라고 믿기 때문이다. 그리고 후원자가 좋은 사람이긴 하지만 재발하면 자기를 비난하고 떠날 것이라는 생각으로 그도 전적으로 신뢰할 수 없다. 기철 씨는 처음 도박으로 집을 잃었을 때 아내와 이혼을 하였다. 한 번만 기회를 달라는 자기에게 "당신 말은 모두 믿을 수가 없어"라고 말하며 떠나가는 부인에 대해 '내가 잘못한 것이니 당연한 일이다'라고 위로하였지만 그래도 매정하게 떠난 아내에게 화가 났다. 그의 신뢰를 깼던 사람은 아내만이 아니었다. 알코올과 폭력의 문제가 있었던 아버지를 초등학교 2학년 때 떠난 어머니도 있었다. 어머니가 떠난 것은 아버지 때문이고 잘된 일이라고 스스로 달랬지만 그래도 자기를 남겨두고 떠난 어머니에 대한 그리움과 화가 불쑥 올라올 때가 있었다. 그는 그때부터 다른 사람들을 믿지 않았다. 어차피 정을 주면 떠나갈 것이기 때문이다. 그래서 조금만 정이 들면 기철 씨가 먼저 상대방과 관계를 정리했다. 그때마다 마치 어머니와 떠난 아내에게 복수하는 것 같아서 통쾌했다.

이전에 관계가 깨진 경험이 있는 사람은 신뢰 형성이 어렵다. 그래서 다시 상처받는 것이 두려워 자기만의 성을 쌓기도 하고 먼저 관계를 단절하기도 한다. 그러나 회복의 길은 혼자서 가기 어렵다. 함께 손을 잡고 가도 너무나 멀고 힘든 길이다. 그래서 관계의 회복 없이 단주와 단약을 시작하면 관계의 어려움으로 다시 재발하는 경우가 많다.

태진 씨는 단약을 위한 프로그램에 참여하였다. 단약 동기에 대해서 생각하는 시간에 다른 회복자들은 가족이나 인간다운 삶이 동기가 되어 단약의 의지를 높였다. 그런데 그는 자신을 걱정하거나 자신이 돌봐야 하는 사람도 없고, 이렇게 살다가 죽는 것도 나쁘지 않다고 체념하듯이 이야기하였다. 사실 그도 한때는 가정을 이루고 살려고 애썼다. 결혼해서 낳은 아들이 있었지만, 세 번째 재발되었을 때 전 부인이 아들을 데리고 나간 후부터 연락이 끊겼다. 어린 시절, 부모의 이혼으로 양육시설에서 성장했던 태진 씨는 자주 바뀌는 양육자들과 두 번의 입양을 통해서 세상에는 믿을 수 있는 사람이 없다고 생각하였다. 그 후 그는 하루살이처럼 약을 따라다니며 살았다.

태진 씨는 체념하듯 세상을 혼자 살아가는 방법을 익혔지만, 살아야 하는 이유는 찾지 못했다. "자신을 위해서, 죽지 않기 위해서 약을 끊으면 좋지 않을까요?"라는 프로그램 운영자의 말에도 그는 "사는 것이 더 힘들다"라고 말하며 약에 취해 행복하다고 느끼는 순간에 죽고 싶다고 말하였다.

회복을 시작하고 유지하기 위해서는 동기가 필요하다. 그것이 자신을 위한 것이든, 타인을 위한 것이든, 동기가 있어야 움직이고 버틸 수도 있다. 동기의 본질은 관계에 뿌리를 두는 경우가 많다. 관계를 통해 회복을 시작하거나 재발로 가기도 한다. 진정한 회복은 관계 안에서 신뢰를 회복해야만 가능하다.

신뢰는 지금까지 맺고 있는 관계의 원형을 찾아서 반복되고 있는 패턴을 찾아 바꾸어야 가능하다. 관계의 원형은 앞에서 설명한 애착 이론의 내적작동모델과 유사한데, 이것이 관계의 질을 결정하기 때문이다. 가령, '다른 사람은 내가 이기적으로 행동하면 나를 싫어할 거야', '다른 사람을 배려하지 않으면 비난할 거야'와 같은 타인에 대한 이미지들이 있다면, 타인과 만날 때 사랑받고 거절당하지 않기 위해서는 상대방이 원하는 이기적이지 않거나 배려하는 행동을 할 것이다. 이런 노력은 상대방으로부터 사랑을 받는 것처럼 느껴지지만 시간이 지날수록 관계는 껍데기만 남게 된다. 때로는 아래의 은설 씨처럼 다른 사람과의 관계가 두려워서 자신만의 방식대로 관계 맺기도 한다.

> 은설 씨는 지지 모임에서 사소한 말로 상처를 받았다. 그는 그날 밤에 집에 돌아와서 모든 연락처를 지우고 관계를 끊었다. 그는 매번 상처를 받으면 관계를 단절하고 새로운 모임을 찾아다닌다. 상대방이 자신을 비웃고 무시하는 느낌이 들면 무조건 관계를 단절하였다. 이 방식은 어린 시절에도 부모에게 야단을 맞거나, 학교 친구들이 자신을 무시하는 것 같으면 말을 하지 않고 방에 들어가 있거나 학교를 자퇴했던 방식과 동일했다.

관계 유형을 변화시키기 위해서는 용기가 필요하다. 진정한 신뢰는 거절당할 용기를 가지고 있는 그대로의 모습을 보여주고 타인에게 다가갈 때 가능하다. 그리고 약속한 것을 실천하는 것과 그런 행동으로부터 드러나는 진심이 하나하나 쌓여서 만들어진다. 커다란 기대나 지키지 못할 약속이 아니라 자신이 언제든 기꺼이 할 수 있는 행동부터 하나씩 실천해 나가는 것이 중요하다.

찰스 두히그(Charles Duhig)의 『습관의 힘』이라는 책에 따르면 우리의 뇌는 하루하루의 실천이 기억되고 쌓여 습관을 만든다. '생각은 말을 만들고, 말은 행동을 만든다. 행동은 습관을 만들고, 습관은 인격을 만든다. 그리고 인격은 운명을 만든다'라는 말처럼, 지금 당장 자신이 할 수 있는 작은 행동을 상대방에게 보여주자. 거짓말하지 않기, 당신이 소중하다고 이야기하기, 고맙다고 이야기하기, 당신을 믿고 싶지만 상처받을까봐 두렵다고 이야기하기 등 작은 실천은 당신의 미래를 만들고 삶을 만들 것이다. 그리고 믿을 수 있는 관계를 만들 것이다.

서로에게 언제나 진솔해라

진솔하다는 것은 자신의 감정, 사고, 행동이 일치하는 것을 의미한다. 중독자는 습관처럼 다른 사람을 속이고 기만하는 경우가 종종 있다. 기만은 타인뿐 아니라 수치스럽고 부끄러운 자신의 모습을 감추기 위해 중독자 자신도 속인다.

회복은 자신의 모습을 바로 바라보고 시인하는 순간부터 시작된다. 12단계 프로그램에서 1단계인 '우리는 ○○에 무기력했다는 것을, 그리고 스스로 삶을 통제할 수 없다는 것을 시인한다'라는 말처럼 있는 그대로의 자기 모습을 인정해야 변화의 가능성이 온다. 관계도 마찬가지다. 타인에게 자신의 수치스럽고 부끄러운 모습을 드러내는 것은 거절과 비난의 위험을 감수해야 한다. 그러나 그런 모습을 감추고 좋은 모습만 보여주기 위해 애쓰다 보면 언젠가는 진짜 자기가 아닌 가면을 쓴 자기만 남게 된다. 이를 심리학자인 칼 융(Carl Jung)은 페르소나(persona), 즉 사회적 가면이라고 하였다. 융은 우리에게는 타인에게 보여주고 싶지 않은 어두운 부분인 그림자(shadow)라는 것이 있는데, 이 그림자는 타인뿐 아니라 자신에게도 보이고 싶지 않은 수치스러운 자기(self)이다. 그래서 그림자를 감추기 위해 사회적 가면을 쓸 수밖에 없다. 사회적 가면은 관계에서 상처받고 비난받는 것을 보호하는 역할을 한다는 점에서 적응적이지만, 너무 많은 페르소나를 가지고 살다 보면 어느 순간 진정한 자기가 누구인지를 잃어버리게 된다. 그렇게 되면 삶이 공허해지고 이질감과 외로움을 느끼게 된다.

12단계에도 자신의 그림자를 들여다보는 단계가 있다. 4단계 '두려움 없이 우리 자신에 대한 도덕적 검토를 했다'와 5단계 '우리의 잘못에 대한 정확한 본질을 신과 자신에게, 그리고 다른 어떤 사람에게 고백했다'는 칼 융의 그림자를 들여다보고 이를 시인하는 단계와 동일하다. 회복자들은 12단계 중에서 4단계와 5단계가 가장 힘든 단계이며, 이 단계를 진솔하게 수행하지 않으면 다시 원점으로 돌아간다고 말한다. 그만큼 자신의 어두운 그림자를 시인하고 드러내는 일은 매우 어려운 일이다.

관계에서 얼마나 자신의 어두운 그림자를 드러냈는지, 그리고 그것을 얼마나 수용받았는지에 따라 관계의 질은 달라진다. 자신의 어두운 면을 감춘 채 맺는 관계도 있고, 어두운 그림자를 모두 드러낸 관계도 있다. 당신은 어떤 관계를 맺고 싶은가? 자신의 어두운 면도 좋아해 주는 관계를 맺고 싶은가? 아니면 자신의 그림자를 숨겨야만 하는 관계를 맺고 싶은가? 건강한 가족의 역할을 원한다면, 두렵지만 진솔한 모습을 다른 가족들에게 보여라. 가족으로부터 자신의 어두운 그림자를 수용받는 경험은 진정한 회복을 도와줄 것이다.

재발에 대처하는 방법을 연습하라

중독자는 처음에 회복을 위해 치료와 모임에도 빠지지 않고 참석할 것이라고 결심한다. 그러나 중독자의 마음만으로 중독이 해결되는 것은 아니다. 중독은 뇌에 각인되어 갈망이라는 형태로 중독자를 강렬하게 괴롭히기 때문이다. 갈망은 간절하고 애타게 바라는 마음으로 작은 촉발 단서에도 발생되며 참기 어려울 정도로 강하다. 갈망을 견디지 못해 재발하는 것은 단순히 의지나 마음이 약해서 생기는 것이 아니다. 갈망에 대처하기 위해서는 정서적 지지대상의 도움이 필요하다. 이를 위해서는 먼저 갈망이 일어나는 상황을 중독자나 가족 및 정서적 지지원이 잘 알고 있어야 한다. 그러기 위해서는 아래의 〈갈망일지〉를 3개월간 매일매일 작성하고, 함께 나누면 도움이 된다. 갈망일지를 계속 작성하여 함께 공유하다 보면 갈망에 대처하는 방법을 알고 함께 도울 수 있다.

▮ 갈망일지 예

일시	유발 자극 (장소, 사람, 사건, 기분 등)	갈망 정도 (1-10)	지속 시간 (분)	감정	대처 방법
20**년 *월 *일	우연히 예전에 같이 술을 마시던 친구를 만났다.	6	60분	불안, 흥분	그 자리를 박차고 나왔다.
20**년 *월 *일	장례식장에서 고스톱을 치는 사람들을 봤다.	8	20분	초조, 긴장, 흥분	후원자에게 전화를 했다.
20**년 *월 *일	영화에서 주사기가 나오는 장면을 보았다.	8	30분	흥분, 긴장	영화를 끄고 산책을 갔다.
20**년 *월 *일	갑자기 외로움이 엄습했다. 전화기를 만지며 헤어진 남자 친구에게 전화를 하고 싶었다.	7	60분	흥분, 손이 떨림	후원자에게 전화하며 차를 마셨다.

갈망뿐 아니라 재발에 대처하기 위해서는 고위험 상황에 대처하는 법도 함께 배워야 한다. 고위험 상황이란 개인의 통제력이 위협받아 재발의 위험이나 가능성이 늘어나는 상황이다. 경험, 감정, 장소, 사고, 환경 등이 모두 포함된다. 고위험 상황 대처 방법을 사전에 습득한 사람은 재발 가능성이 낮아지고, 성공적인 대처 경험이 반복될수록 자기효능감도 높아진다. 그래서 가족이나 정서적 지지원과 함께 고위험 상황에 대처하는 방법을 사전에 학습하면 크게 도움이 된다. 다음은 가족이나 정서적 지지원이 함께 고위험 상황에 대처하기 위한 기본 지침이다.

- 중독은 통제할 수 있지만, 완전히 치유되기 힘들다. 그래서 고위험 상황이 언제든지 발생할 수 있다.
- 갈망과 충동은 회복기에 중독자에게 흔하게 나타나는 현상이다. 친구, 장소, 물리적 환경과 같은 단순한 환경적 요인과 불안, 화, 우울, 무기력 등과 같은 심리적 요인에 의해서도 유발될 수 있다. 그래서 자신의 고위험 상황을 사전에 아는 것이 중요하다.
- 고위험 상황은 오래 지속되는 것이 아니다. 파도처럼 밀려왔다가 수 분 내에 사라지기 때문에 이 순간을 견딜 수 있도록 구체적인 대처 방법을 연습한다.
- 고위험 상황을 극복한 성공 경험을 통해 자신이 고위험 상황에서 벗어날 수 있다는 자신감을 가진다.
- 고위험 상황은 다양한 상황에서 유발되므로 다양한 대처 방법을 연습할수록 효과적이다.

회복자가 추천하는 고위험 상황 대처 방법

1. 그 자리에서 벗어나기
2. 후원자나 가족에게 전화하기
3. 깊은 심호흡 3회 하기
4. 산책하기(무조건 밖으로 나가기)
5. 음악을 크게 틀고 소리 지르기
6. 자조 모임에서 준 '단호함을 주는 카드' 꺼내서 큰 소리로 읽기
7. 신에게 간청하고 기도하기

8. 상대방에게 "아니요"라고 단호하기 말하기
9. 지나가는 사람에게 도움 요청하기
10. '평안함을 간청하는 기도' 큰 소리로 외우기
11. 갈망이나 충동이 일어날 것 같은 장소 피하기
12. 예전에 중독 물질이나 행동을 접한 곳에 가지 않기
13. 중독에 빠졌을 때 만난 사람 연락처 모두 지우기
14. 매일 명상하기
15. 후원자에게 하루일과 보고하기

재발은 항상 일어날 수 있음을 명심하라

재발은 회복의 한 과정이다. 중독은 치료되었다는 말을 사용하지 않고 '회복 중'이라는 말을 사용한다. 또한 중독자는 "약물중독자 ㅇㅇ입니다"라고 자신을 소개한다. 회복 기간에 상관없이 누구나 이렇게 말한다. 이 의미는 아직도 회복 중이라는 뜻이다. 그만큼 중독은 완치가 어려우며 재발은 언제든 일어날 수 있다. 중독자는 재발하면 심한 자책과 무기력감, 무능력감, 죄책감 등을 느낀다. 그리고 가족 및 주변 사람들이 실망하고 비난할까봐 재발한 것을 감추기도 한다. 그렇지 않아도 재발에 대한 후회와 자책과 함께 심한 수치감을 느끼고 있을 때, 가족이나 주변 사람들이 비난하거나 실망하면 그 힘듦은 몇 배가 된다.

회복에서 중요한 요소 중 하나는 자기효능감이다. 자기효능감은 자신이 그 일을 얼마나 잘 해낼 수 있는지에 대한 자

신감이다. 자신이 잘 해낼 수 있다는 자신감이 고위험 상황이나 재발상황에서 벗어나도록 돕는다. 그런데 이때 "어차피 해도 안 돼", "지난번에도 재발했는데 이번에도 또 마찬가지일 거야. 믿을 수 없어"라는 자신을 향한 자책과 가족의 비난은 자기효능감을 떨어뜨려서 회복의 동기를 감소시킨다. 설령, 지금 재발하였더라도 내일부터 다시 회복의 길로 들어서면 된다. 그러기 위해서는 가족과 주변 사람들의 이해가 필요하다. 굳건한 지지체계는 실패와 좌절을 느낀 순간에 다시 일어설 수 있는 힘을 준다. 그래서 중독자들이 가족이나 자신을 믿어주는 사람들의 신뢰와 격려로 다시 회복의 길로 가게 되는 것이다.

다시금 명심하자. 재발은 회복의 한 과정이다. 그러니 가족이나 소중한 사람이 재발했을 때, 실망하지 마라. 다시 격려하여 일어설 수 있는 힘을 주면 된다.

회복의 최종 목표는 단주, 단도박, 단약이 아니다

12단계의 마지막 단계는 '우리는 영적으로 각성되었고 다른 중독자들에게 이 메시지를 전하려고 노력했으며, 우리 일상의 모든 면에서도 이러한 원칙을 실천하려고 했다'이다. 이것은 회복의 끝은 단주, 단도박, 단약이 아님을 알려준다. 자신의 가치를 깨닫고 그 가치를 다른 사람에게 전하는 일이다. 그래서 회복자는 자신과 같은 어려움을 경험하는 사람들을 위해 봉사하기를 원하며, 그것을 사명이라고 말한다.

회복은 지금까지 중독에 의존하여 살아온, 삶의 방식을 건강한 방식으로 바꾸는 것이다. 삶의 가치관, 태도의 변화나 관계의 회복 없이 단주, 단도박, 단약만을 목표로 달려가다가 다시금 재발하는 것은 흔한 일이다. 삶의 방식을 완전히 바꾸기 위해서는 함께하는 사람들이 서로 성장하고 변화하도록 도와야 한다. 서로의 가치와 존재를 인정하고 존중해주는 경험이 쌓이도록 해야 한다. 그러면 관계 안에서 자기의 가치를 깨닫게 될 것이며 자기에게 주어진 사명을 행동으로 옮길 수 있다. 그래서 단약을 오랫동안 한 분들이 가족과 함께 자조 모임이나 장애인 및 노숙자 시설에서 봉사하는 것을 자주 볼 수 있다. 그리고 대학이나 대학원 진학하여 끊임없이 자신과 타인을 돕는 방법을 찾아가기도 한다.

회복의 12단계를 실천하기 위해서는 단주, 단도박, 단약 후에도 자조 모임이나 가족 모임, 자신을 성장시킬 수 있는 다양한 활동들을 통해 자신의 가치를 회복하고 이를 통해 타인의 성장도 도울 수 있도록 연습해 보자. 회복은 단주, 단도박, 단약이 목표가 아니라 가치 있는 사람으로 다시 사는 것이며, 그 경험을 다른 중독자들에게 전하는 것이다.

회복자가 전하는 12단계 메시지

나는 오랜 세월을 알코올에 의존해서 살았고 건강, 부모, 가족, 친구, 동료들을 모두 잃었고 알코올 중독자라는 낙인이 찍힌 채 평생 정신병원을 떠돌며 살았다. 그러다 A.A. 모임에서 12단계 프로그램을 통해 회복이 시작되었고 이제는 단주한 지 12년이 되어간다. 지금 나는 12단계 경험을 다른 중독자에게 전하고자 한다.

나는 강원도 시골에서 태어나 월남을 다녀오고, 교관으로 근무했던 그리고 술과 여자를 좋아했던 군인의 첫째 아들로 태어났다. 어린 시절 기억에는 아버지가 술 마시고 어머니와 싸우던 모습이 전부였다. 아버지는 훈련 도중 부상으로 오랜 병원 생활을 하였고, 평생 술을 찾는 무능력한 알코올 중독자가 되었다. 어머니는 내가 열 살 때 도망갔고 아버지는 나를 키울 수 없어 할아버지 집으로 보냈다. 할아버지와 큰삼촌은 매일 술을 마시고 행패를 부렸다. 친가와 외가 모두가 술 문제가 있는 집안에서 자랐던 나는 중학교부터 술을 많이 마셨다.

그렇게 20년 동안, 알코올 치료 병원을 들락거리다가 단주를 위해 찾아간 A.A.에서 후원자를 만났다. 그리고 12단계 프로그램이라는 삶의 방식을 제안받았다. 중독자인 나로서는 너무나 따르기 힘들었지만 더는 후퇴할 곳이 없어서, 후원자의 제안을 받아들이기로 결심하였다. 다음은 나의 12단계의 변화 과정이다.

▮ 1단계. 항복의 단계

우리는 알코올에 무력했으며, 우리의 삶을 수습할 수 없게 되었다는 것을 시인했다.

'알코올과 삶에 대한 무력함'을 인정하고 시인하는 단계이다. 술 때문에 비참하고 치욕스러운 삶을 찾고, 기록하고, 말로 표현하는 단계이다. 이때 나는 과거를 생각하는 것이 고통스러웠지만 사건들을 하나하나 기억하고, 기록하고, 경험담으로 이야기하면서 창피함보다는 자유와 떳떳함을 얻을 수 있었다. 소요기간은 1개월 반 정도 걸렸다. 1단계에서 나는 자녀들에 대한 죄책감과 지나온 내 삶이 너무도 힘들고 고통스러워서 많이 울었다. 그리고 술 문제와 삶을 내 뜻대로 할 수 없다는 것을 깊이 깨달았다.

▮ 2단계. 회복에 대한 믿음의 단계

우리보다 위대하신 힘이 우리를 본정신으로 돌아오게 해 주실 수 있다는 것을 믿게 되었다.

2단계는 자신만을 믿고 살아왔던 중독자인 내가 다른 존재에 의지하는 과정이었다. 신에 대한 믿음이 없던 나는 12단계 프로그램 자체를 위대한 힘으로 믿고 받아들였다. 나의 과거의 삶을 돌이켜보면, 오로지 나 자신만을 믿으며 오만과 교만으로 살아온 날들이었다. 하지만 2단계를 통해 나의 교만과 오만을 내려놓고 나의 문제를 스스로 해결할 수 없으며 위대한 힘만이 해결해 줄 수 있다는 믿음이 생겼다.

▮ 3단계. 단주하고 회복하겠다고 결정하는 단계

우리가 이해하게 된 대로, 그 신의 돌보심에 우리의 의지와 생명을 맡기기로 결정했다.

술을 끊고 회복하기로 고민할 때 두려웠고 고통스러웠지만, 결정 후에는 마음이 편안해졌다. 힘들어도 앞만 보고 가면 되기 때문이었다. 나에게는 죽고 사는 일생일대의 결정이었다. 나는 3단계 결정 목록에 '술을 끊어야지'가 아닌 '술 마시며 비참하게 사느니 차라리 죽겠다'는 결심을 하였다. 그만큼 나는 목숨을 걸고 절실하게 단주를 결심하였다.

▮ 4~5단계. 본질에 대해 시인하는 단계

철저하고 두려움 없이 우리 자신에 대해 도덕적 검토를 했다.
우리의 잘못에 대한 정확한 본질을 신과 자신에게, 그리고 다른 어떤 사람에게 시인했다.

나는 4단계와 5단계에서 과거 사건들 속에 있는 두려움, 원한, 죄책감, 수치심에 대해 검토했고 그 결점들과 본질을 찾았다. 술 마시며 비참하게 살 때 나는 부모, 형제, 친척, 친구, 세상에 대한 원한, 두려움, 분노, 죄책감으로 힘들어 하였다. 그것들의 잘못된 본질을 찾고, 신과 나 자신 그리고 다른 사람에게 말로 표현하면서 새로운 자유를 경험하였다. 4~5단계의 과정이 대략 4~5개월이 걸렸다. 그 과정은 나의 수치스러운 부분을 인정해야 하는 너무도 힘든 과정이었지만, 4~5단계가 끝날 무렵 내 안에 있던 형체도 알 수 없었던 두려움은 사라져갔다. 그 두려움은 수치스러운 나를 다른 사람에게 드러내며 다른 사람들이 나를 비난하고 거절할 것 같은 두려움이었다. 하지만 A.A.에서 말로 고백하고 수용 받는 경험을 하면서 두려움이 사라졌다. 그리고 부모, 형제, 친척, 친구들에 대한 원한들이 사라졌으며 세상에서 피해자로만 살아온 줄 알았던 나는 다른 사람들에게 해를 끼치며 가해자로 살아왔다는 것도 알게 되었다.

▮ 6~7단계. 결점들을 제거하기 위해 노력하는 단계

신께서 이러한 모든 성격상 결정을 제거해 주시도록 완전히 준비했다.
겸손하게 신께서 우리의 단점을 없애 주시기를 간청했다.

이 단계에서 나는 결점들을 계속해서 찾아내고 제거하려는 강한 열망을 갖고 신께 간청하였다. 마음만 먹으면 나의 결점들을 제거할 수 있다고 교만하게 생각하였지만, 물욕, 인정받고자 하는 기대, 이성에 대한 욕정과 같은 결점들은 정말 제거하기 힘들었다. 이 단계에서 나는 신에게 결점들을 제거해달라고 간청하였고 신이 결점을 제거해 주는 경험을 하였다. 특히 인정에 대한 기대는 지금까지 살아오면서 가장 중요하게 생각했던 것이라서 쉽게 내려놓아지지 않았다. 지금도 가끔 나의 행동이나 마음에 인정에 대한 기대가 있는지 검토한다.

■ 8~9단계. 보상의 단계

우리가 해를 끼친 모든 사람의 명단을 만들어서 그들 모두에게 기꺼이 보상할 용의를 갖게 되었다.
어느 누구에게도 해가 되지 않는 한, 할 수 있는 데까지 어디서나 그들에게 직접 보상했다.

8단계에서 나는 피해를 주었던 사람들에 대한 보상목록을 가지고서 '지금 할 보상', '나중에 할 보상', '못하는 보상'으로 나누어서 그 사람들에게 보상하였다. 돌아가신 아버지, 할아버지, 할머니께는 편지를 써서 읽고 태우며 기도하였고, 어머니와 동생 그리고 딸과 아들에게 미안하다는 말과 그들의 상처에 대해 위로하였다. 그때 우리는 서로 안고 통곡하였다. 금전적으로 피해를 주었던 친척들과 친구들에게 보상할 때, 정말로 새롭게 태어난 것처럼 신기하고 행복했다. 아마도 그때의 감회는 죽는 날까지 잊을 수 없을 것이다.

9단계에서는 A.A.의 '12가지 약속'을 얻을 수 있었고, 용서받는 느낌을 받았으며, 앞으로는 보상할 일을 만들지 않아야 한다는 이치도 깨달았다. 지금도 나는 보상목록을 항시 가지고 다니면서 보상의 기회가 오면 시행할 수 있도록 준비한다. 하지만 아쉬운 것은 아직 헤어진 전 부인과 그 가족들에게 보상하지 못한 것이다. 후원자는 매년 연말이 되면 그 보상을 재촉한다. 하지만 나는 아직도 과거의 내 잘못이 너무 크기 때문에 그녀의 얼굴을 보는 것이 두렵고, 비난받거나 보상을 거절당할까봐 두렵다. 오늘도 나는 신께 그녀에게 보상할 수 있는 힘과 용기를 달라고 기도한다. 12단계 프로그램을 통해 가장 큰 보상을 받은 사람은 바로 나 자신이었다.

■ 10단계. '매일의 검토'를 통해 행복을 맞이하는 단계

인격적인 검토를 계속하여, 잘못이 있을 때마다 즉시 시인했다.

10단계에서 나는 영적으로 성장하였다. 매일 감정의 변화를 검토하고, 10단계를 규칙적으로 기록하고, 1년에 한 번 정도 후원자와 정기적으로 만나서 검토

하였다. 단주가 7년이 넘어가면서 스스로 잘 해내고 있다는 우월감과 다른 중독자들에게 인정받고 싶은 욕구로 10단계를 소홀히 하였다. 이때 여자 문제로 재발의 위기도 있었지만, 그 이후 나는 영적으로 교만하지 않기 위해 10단계를 매일매일 실천하고 있다.

■ 11단계. 평온함을 유지하는 단계

기도와 명상을 통해서 우리가 이해하게 된 대로의 신과 의식적인 접촉을 증진하려고 노력했다. 그리고 우리를 위한 그의 뜻만 알도록 해 주시며, 그것을 이행할 수 있는 힘을 주시도록 간청했다.

11단계는 평온함을 유지하고 신의 뜻을 알아가는 단계인데, 종교가 없는 나로서는 좀 어려운 단계였다. 그래서 화나 분노로 마음이 요동치거나 외로움이 느껴지면, 가까운 성당이나 절, 아버지 산소 등을 찾아가서 기도하였다. 그리고 매일 저녁에는 산책과 명상을 통해 신의 뜻을 알기를 간청하였다.

■ 12단계. 내 삶의 경험을 메시지로 전하는 단계

이런 단계들의 결과, 우리는 영적으로 각성되었고, 알코올 중독자들에게 이 메시지를 전하려고 노력했으며, 우리 일상의 모든 면에서도 이러한 원칙을 실천하려고 했다.

첫 메시지를 가장 힘들고 고통스러웠던 경험이 있는 정신병원에서 전했다. 나는 메시지를 전하면서 정말 많이 울었다. 고통스러운 날들이 생각나서 울었고 지금의 내 모습에 너무 감사해서 울었다. 나는 메시지를 전하면서 A.A.에 계속 나가고, 고통과 꿈과 희망의 메시지를 나와 알코올 중독자들에게 전하는 것이 회복에 가장 좋은 방법이라는 것을 깨달았다. 그리고 '나의 변화된 모습을 보여주는 것'이 가장 좋은 메시지라는 것도 알았다.

12단계의 힘은 경이로울 정도로 놀라웠고 어느덧 나의 '위대한 힘'이 되어있었다. 두려움, 원한, 복수, 성적인 욕망 등과 같은 과거의 잘못들을 시인하면서 마음에 자유와 평온이 찾아왔고 온갖 결점들로 가득한 내 삶을 새롭게 변화시켰다. 지금 나는 알코올 중독자로 살았던 삶에 감사한다. 나는 중독을 통해 새롭게 태어났다. 중독이 아니었으면 지금도 화, 원망, 수치심과 열등감으로 똘똘 뭉쳐 껍데기로 살아갔을 것이다. 이 회복의 메시지를 중독자와 나를 위해 전할 수 있어서 다시금 감사하다.

12.
중독은 한계가 아니라 자원이다

12.
중독은 한계가 아니라 자원이다

회복자와 그 주변 사람들은 간혹 중독에 감사하다는 메시지를 전하기도 한다. 그들은 진심으로 중독을 통해 자신의 오만함, 교만함, 수치스러움, 죄책감, 두려움들을 알게 되었고, 타인에게 감사한 마음을 가질 수 있었다고 이야기한다. 그리고 세상에서 자신의 가치와 사명을 깨닫게 되었다고 말한다. 중독자나 주변 사람들에게 중독은 너무도 힘들고 고난과 상처가 가득한 과정이다. 그래서 중독자는 자신을 중독자로 만든 세상을 원망하며, 스스로 인생에서 낙오자이며 중독에서 벗어날 수 없다고 자포자기한다. 절망과 자포자기에서 감사와 희망으로 변화하기는 쉽지 않다. 세상과 자신 그리고 타인에 대한 인식과 관점이 변화되어야 가능하다. 자신의 약점이며 단점이라고 생각했던 부정적 모습이 긍정적으로 보이며, 약점과 단점이 자원으로 느껴져야 가능한 일이다. 즉, 중독이 저주에서 축복으로 느껴져야 한다. 이런 과정은 쉽게 일어나는 일은 아니다. 자신을 힘들게 한 부모나 주변 사람 그리고 타인을 용서하고 감사하며 받아들이는 수용의 과정을 통해서만 가능하다.

중독은 영적인 병이다. 전문가들은 중독은 영적으로 병들고 아파서 생긴 증상이라고 말한다. 영적으로 열등감, 분노, 원한, 수치감, 죄책감들로 뒤엉켜 세상을 살아가면서 영혼의 병든 부분이 드러나거나 상처를 입게 되면 그걸 보상하기 위해서 술을 마시고 약을 하며 도박이나 다른 중독에 빠진다. 그리고 중독을 통해 세상에 분노하고 복수하며, 자신의 열등감을 감추고 우월감을 드러내며, 수치스러운 모습을 감춘다. 설령 술, 도박, 약물, 섹스, 음식이 아니더라도 자신의 열등감과 수치감을 감추기 위해 돈, 명예, 권력, 외모, 학력, 물건, 음식을 이용한다면 당신도 중독자이다.

중독되어 있는 자기의 모습을 보면서, 자신의 약점들을 하나씩 받아들이고 수용하는 과정은 '용기'가 필요하다. 두렵지만 '용기'를 가지고 자신의 영적인 아픔을 받아들이고 실천하는 과정을 통해서 자신감이 생기게 되며, 타인을 진정으로 사랑하는 포용력이 생긴다. 회복자나 그 가족들은 회복과정에서 두려움에 맞서는 '용기'를 가지고 자신과 타인의 영적인 아픔들을 보는 단계를 꼭 거친다. 그래서 그들은 진심으로 자신과 타인을 사랑하며, 그런 자신을 만들어 준 중독에 감사하게 된다. 아래 사례는 중독자의 배우자로 살면서 자신을 성장시키고자 '용기'를 가졌던 분의 경험담이다.

나는 도박중독자인 남편과 살면서 남편을 감시하고, 거짓말하는지 확인하고, 도박을 막기 위해 끊임없이 통제했다. 그러다 남편이 내 말을 듣지 않으면 분노하고 더 강박적으로 통제하였다. 내 삶도 없이 그저 도박하는 남편만 쳐다보는 삶이었다. 그러면서도 평소에 자존감이 낮았던 나는 피해자이며, 내가 없으면 우리 가정은 파괴될 거라는 우월감도 가지며, 그 안에서 나의 가치를 느끼기도 하였다. 나는 도박자인 남편을 조종하거나 고통을 주면서 열등감을 방어하고 가치 있는 사람이라는 보상을 받아왔다. 그렇게 끝도 희망도 없는 삶을 살다가 남편의 치료를 위해 자조 모임에 나갔다. G.A.에서 내가 변해야 한다는 말과 내 잘못이라고 하는 그 사람들에게 화가 치밀어 올랐고 그곳을 떠나고 싶었다. 하지만 혼자 살아갈 자신이 없었기에 마지막 방법이라고 생각하고 G.A.에 계속 나갔다. 그러던 어느 날, 한 가족의 경험담을 듣다가 섬광처럼, '남편은 내가 변화시킬 수 없으며 내가 중독자와 마찬가지로 중독자로구나'라는 생각이 들면서 눈물이 흘렀다. 그때 남편을 인정하고 상황을 직면할 수 있는 용기도 생겼다. 어린 시절부터 스스로 자신이 형편없고 쓸모없는 인간이며, 다른 사람의 결정에 의존하고 다른 사람의 눈치를 보며 나의 감정을 표현하던 나에게 이런 인식과 용기는 정말 대단한 경험이었다.

나의 아버지는 무능력하고 경제력이 없었으며 자신의 실패에 대한 분노를 가족에게 퍼붓는 비겁한 사람이었다. 아버지는 자기 마음에 들지 않으면 화를 내고 가족들을 때렸다. 나는 막내라서 매를 맞지 않았지만 아버지가 늘 무섭고 두려웠다. 아버지는 항상 나를 못마땅하고 잘못을 지적하는 듯한 무서운 눈으로 바라보았다. 맞는 것보다 언제 맞을지 모르는 불안이 더 공포스러웠다. 잘못해서 아버지의 화를 불러일으킬까봐 두려워서 아버지 앞에서 아무런 행동도 하지 못했고, 특히 아버지가 술을 마시고 오는 날은 이불 속에서 숨죽이고 밤을 지새웠다.

나의 배우자 조건은 아버지처럼 무능력하거나 폭력적이지 않은 사람이었다. 남편은 생활력이 강하고 추진력이 있었고 폭력적이지도 않았다. 그런 남편과 살면서 나는 처음으로 편안함을 느꼈다. 그러던 어느 순간 나는 남편이 떠나갈까 두려워서 남편의 눈치를 보고 있는 나를 발견했다. 아버지와는 또 다른 두려움이었다. 나는 여전히 아버지와 살 때와 똑같이 위축되고 두려운 나로 살았다.

이런 두려움도 남편이 도박을 하면서 바뀌었다. 그전까지 참았던 분노를 남편에게 미친 듯이 폭발시켰다. 남편은 자신이 잘못했다고 생각하여 나의 폭행과 욕설을 참아냈고, 나는 그동안 아버지와 나를 두렵게 했던 사람들을 향한 분노를 남편에게 퍼부었다. 그러면서도 남편이 나를 버릴 것 같은 두려운 감정도 들었다. 나는 무서운 아버지와 무심한 어머니 밑에서 자라서 늘 사랑에 목말라하고 다른 사람들이 싫어할까봐 불안했다. 그래서 다른 사람의 표정이 항상 먼저 눈에 들어오고 혹시 내가 잘못한 것 같으면 위축되고 두려워서 구석에 숨어 있었다.

남편이 도박을 끊고 나서, 나는 처음에는 너무 당당하고 행복했다. 남편의 단도박이 마치 인내하고 가정을 지켜낸 나의 노력 때문인 것 같았다. 그리고 일상이 평온했으며 직장에서도 안정감을 찾아갔다. 그런데 남편의 회복 3년째부터 갑자기 우울증이 찾아오고 의욕도 사라지고, 지금까지 잘 견디어 온 나에게 감사하기보다는 자신만 생각하는 남편이 너무 밉고 꼴도 보기 싫어졌다. 나는 남편이 나의 상처받은 마음을 조금도 배려하지 않고, 자유롭게 나다니는 것이 미웠다. 남편은 이기적이고 하나도 변한 게 없어 보였다. 그러다 문득, 이기적인 사람인 남편이 나에게 또 다른 아버지라는 것을 깨닫는 순간, 남편이 아니라 내가 치료를 받아야 한다는 것을 깨달았다. 만약 내가 과거의 아버지로부터 벗어나지 못한다면 지금의 남편도 아버지로 보일 것이며, 다른 사람들도 아버지로 보여서 두려워하고 위축되고 분노하게 될 것이기 때문이었다.

회복 초기에는 단도박만 하면 모든 것이 잘 될 줄 알았고, 단도박으로 만족하고 행복할 줄 알았는데 그것만이 아니었다. 도박자가 도박만 안 하면 회복되어 가는 것이 아니듯이 가족들도 단순히 단도박으로 모든 것이 회복되는 것이 아니라 본질적인 문제가 드러났다는 것을 알았다. 나는 그냥 상처를 묻어 둔 것이었음을 알게 되었다. 지금의 나를 인정하고 바꾸고 내 삶을 변화시키는 회복의 여정이 필요하다는 것을 알게 되었다. 그래서 용기를 내서 상담 공부를 시작했다. 남편을 바꾸기 위해서가 아니라, 나를 위해서 시작했다. 나에게 무엇이 결핍되었는지, 나의 내면에는 무엇이 있는지, 내가 왜 이렇게 행동할 수밖에 없는지를 찾아서 그 첫 단계를 시작하였다. 나를 철저히 알아가는 과정은 너무 힘들고 두려워서 도망가고 싶은 적도 있었다. 하지만 나를 위해 그리고 사랑하는 가족을 위해, 진짜 나를 사랑하기 위해 남편이 걸어갔던 힘든 회복의 길을 걸어가려고 결심했다.

누군가가 '중독자 가족으로 중독을 겪으면서 어떤 생각이 듭니까?'라고 물었을 때 나는 이렇게 대답했다. "도박 문제를 겪지 않았으면 좋았겠지만, 이것으로 인해 인생을 다시 사는 것 같아요. 더 삶을 이해하게 되었어요"라고. 그러나 이제는 다르게 말하고자 한다. "도박 문제를 겪게 해 주셔서 감사하다. 도박 문제가 없었으면 교만하게 남 탓하면서 살고 있었을 거다. 이 문제를 갖고 살아갈 수 있게 되어서 감사하다. 내 몸의 가시처럼 날마다 나를 돌아볼 수 있어서 감사하다."

위의 회복자의 아내처럼 중독을 한계가 아닌 자신의 자원으로 개발하고 활용하여, 타인의 회복과 성장을 위해 노력하는 많은 회복자와 가족들이 있다. 이들은 이구동성으로 자신의 경험을 축복이라고 이야기하며, 자신의 아픔과 상처로 타인을 더 이해하고 공감하고 수용하는 방법들을 알게 되었다고 한다. 그리고 아래의 현주 씨처럼, 타인에게 그 길을 전하고자 봉사자가 되기도 한다.

현주 씨는 중독자 자녀이며, 중독자의 아내였다. 고등학교 시절에 어머니의 도박 문제가 불거지면서 평상시에 술을 자주 마시던 아버지의 알코올 문제가 본격화되었다. 매일 싸우는 부모를 피해 동생과 함께 할머니 집으로 피신을 해야 했던 날들이 하루 이틀이 아니었다. 그런데 어느 날, 아버지에게 폭행을 당해 쓰러진 어머니를 병원으로 옮기면서 어머니를 지켜주자고 결심했다. 그래서 현주 씨는 열심히 공부했고, 다행히 선생님과 부모의 기대와 인정을 받았고 친구들에게도 부러움을 받았다. 하지만 현주 씨는 부모의 문제가 부끄러워서 다른 사람들에게 이야기할 수 없었고, 이야기해도 자신을 이해할 수 있는 사람은 없다고 생각했다. 가정불화가 심해질수록 현주 씨의 우울감과 무력감도 심해졌다.

현주 씨는 대학 시절 학생운동을 하면서 만난 선배와 결혼하였다. 결혼 초부터 남편이 혼자 방에 있거나 허겁지겁 전화를 받고 뛰쳐나가는 등 이상한 행동을 눈치챘지만 그 문제를 꺼내놓으면 부모처럼 이혼하게 될까봐, 현주 씨는 모른 척했다. 남편은 점점 주식에 빠져들었고 빚이 커지자 전셋집에서 월셋집으로 옮겨야 했다. 남편의 중독은 점점 심해졌고, 돈을 주지 않으면 현주 씨를 때리기 시작했다. 그러다 첫 아이의 돌반지까지 훔쳐서 주식을 한 것을 알았을 때, 현주 씨는 좋은 아버지가 될 수 없다는 좌절에 이혼을 결심했다.

현주 씨는 중독자의 자녀로, 그리고 중독자의 배우자로 살면서 불안, 두려움, 그리고 세상에 대한 분노와 억울함을 가졌지만, 자신답게 살기를 포기하지 않았다. 그것은 현주 씨의 내면의 '용기'와 '삶의 의지' 때문이었다. 그리고 무엇보다 현주 씨를 성장하도록 도와준 일은 아이를 낳은 일이었다. 남편과 이혼을 결정했을 때 주변 사람들은 이혼녀로 아이를 키우는 삶이 힘들다며 아이를 아버지에게 보내라고 설득하였다. 하지만 현주 씨는 용기 내어서 아이를 키우면서 경험하게 될 모든 힘든 일들에 맞서기로 하였다. 그녀는 아이를 키우면서 자신을 알게 되었고, 지금 자신과 같은 어려움을 경험하는 중독 자녀와 배우자를 돕는 상담자가 되었다. 자신에게 가장 중요한 세 명의 사람(부모와 전남편)의 중독 문제를 가슴으로 이해하기까지의 힘든 경험을 통해, 중독자와 그 가족들을 더 잘 이해하게 되었다. 그리고 그들이 믿는 자신에 대한 가치, 타인에 대한 가치, 세상에 대한 가치를 변화시키고자 그들의 이야기에 끊임없이 귀 기울이는 상담자가 되었다.

중독에는 그들만의 이유가 있다. 중독을 합리화하는 것이 아니라 중독에 빠질 수밖에 없는 나름대로 아픔과 상처가 있다. 외로움, 무시감, 열등감, 죄책감, 수치감, 분노, 두려움 등 여러 이유가 있지만, 그 이유를 잘 이해하고, 공감하고, 함께 하려는 노력들이 중독에서 벗어나게 도와준다. 중독자로 살아온 삶은 다른 사람을 잘 이해하고, 공감하며 함께 하려는 충분한 자원이 될 수 있다. 그래서 자신의 경험은 타인에게 진정으로 관심을 가지고 그들의 이야기를 경청하며 함께 아파할 수 있는 진실한 마음을 가질 수 있도록 한다. 회복은 진심으로 나를 이해하고 지지해 주는 사람과 함께 걸어가야 하는 길이다. 그 길에 중독의 아픔이 반드시 자원이 되는 날이 있을 것이다.

자기 점검하기 6 삶의 목표

〈길 위의 사람〉

'길 위의 사람'은 자신의 살아 온 삶에 대해 돌아보고 앞으로 삶의 목표와 방향에 대해 생각함으로써 자신의 가치와 사명을 인식하도록 돕는 활동이다.

실시 방법

1. 자, 눈을 감고 길 위에 한 사람이 서 있다고 상상해 보세요.
2. 그 사람은 어디서 출발해서 어디로 가고 있는지 상상해 보세요.
3. 눈을 뜨고 길 위의 사람을 그리셔요. 형식에 매이지 말고 자유롭게 그리시면 됩니다. 그림을 그릴 수 없는 사람은 머리로 이미지를 떠올려 보세요.
4. 그림의 제목을 정해 주세요.

자기 점검을 위한 질문

- 활동 후에 드는 기분이나 생각은 무엇인가요?
- 그 사람은 어디서 출발하였나요?
- 그 사람은 지금 어디로 가고 있나요? 그곳에는 무엇이 있나요?
- 그곳에 도착한다면 그 사람의 기분은 어떨까요?
- 그 사람이 그곳에 도착하려면 필요한 것이 무엇인가요?
- 그곳에 도착한 그 사람에게 해주고 싶은 말은 무엇인가요?
- 활동을 하면서 알게 된 진정으로 원하는 삶의 목표는 무엇인가요?

13.
사례로 읽는 중독 이야기

13.
사례로 읽는 중독 이야기[1)]

또 다시, 희망을 만나다

아버지는 내가 태어나기도 전부터 도박에 빠져 있었다. 결혼 전에 나를 임신했던 어머니는 아이를 낳으면 아버지의 도박이 멈출 것이라 믿었지만, 내가 태어나도 아버지의 도박은 멈추지 않았으며, 어머니는 도박에 빠져 며칠씩 안 들어오는 남편을 원망하면서 아버지가 다시는 돌아오지 않을까봐 늘 불안해했다. 아버지는 49세에 돌아가시기 전까지도 화투와 주식에서 벗어나지 못하고 며칠씩 집을 비우거나, 집에 들어오는 날은 하루 종일 웅크리고 잠만 잤다. 아버지는 2년간 위암 투병을 하다 돌아가셨다. 아버지는 삐쩍 마른 몸을 비틀거리면서도 진한 커피를 손에 들고 죽기 며칠 전까지도 도박장을 찾았다.

1) 이 장의 중독 사례들은 회복자의 자선전을 바탕으로 각색한 내용으로, 회복자의 동의하에 제공되었음. 중요한 인물정보와 사건 등은 각색되었음.

어머니는 가난한 집에서 돈 많은 부잣집으로 마을 사람들의 부러움을 받으며 시집을 왔다. 하지만 조부모는 도박에 빠져 있는 아버지를 대신 돌봐줄 수 있는 사람이 필요해서 어머니를 데리고 왔고, 항상 아버지의 도박 빚을 갚아주면서 집안의 평화를 유지했다. 대신 어머니는 생활비를 주는 할머니에게 의지해야 했기 때문에 할머니의 논과 밭에서 일을 하며 거친 노동에 시달려야 했다. 매일 힘들게 일하는 어머니의 삶은 뜨거운 모래사막에 서 있는 사람같이 지쳐 보였다. 나는 그런 어머니가 한없이 불쌍했지만, 그저 주변을 맴돌며 어머니가 돌아오기를 기다릴 뿐 아무 힘이 되지 못했다. 어머니는 자신을 지켜주는 울타리 없는 삶을 살면서 "돈만이 우리를 지켜 준다", "공부하지 않으면 엄마랑 아빠처럼 무능해진다", "공부를 해야 부유한 삶을 산다"라고 나에게 늘 공부를 강요했다. 어머니에게 나는 아버지를 대신해 자신의 외로움을 채워주는 도구이며 지친 삶의 희망이었다. 그래서 나는 학교에서 항상 주목받고 무엇이든지 잘하는 아이가 되어야 했다. 혹시라도 어머니의 기대에 벗어나면, 여지없이 체벌이 기다리고 있었다. "멍청한 년", "미련한 년", "아무리 가르쳐도 모르는 년"이라는 폭언과 가해지는 매질은 정말 가혹했다. 어디를 맞았는지, 어떻게 맞았는지도 기억나지 않은 날이 수도 없이 많았다. 어느 날은 맞다가 정신을 차려 보면 멍하니 서 있거나, 피를 흘리고 있기도 했다. 어머니는 나에게 자율성과 주도성을 허락하지 않았다. 먹는 것, 입는 것, 친구 만나는 것, 심지어는 대학의 동아리와 수강 신청 과목, 배우자까지도 사랑이라는 이름으로 통제하고 간섭했다. 나는 어머니의 마음대로 할 수 있는 살아있는 인형이었다. 아버지가 돌아가시고 어머니는 깊은 우울감에 빠져버렸고, 나에게 더욱 집착하며 아버지의 몫까지 하기를 원하며 나를 통제하였다. 대학도 졸업하기 전에 나는 전문직인 사람들과 선을 보면서 상품처럼 팔려가야 했다.

성인이 된 지금도 좋은 성과를 못 내면 스스로 비난하며 '멍청한 년'이라고 자책하고 어머니처럼 무서운 권위자에게는 복종하고 그들의 비위를 맞추며 어머니와의 관계에서 습득한 방식으로 살아간다.

희망이 없이 충동에 끌리는 미친 기계

어머니는 아버지가 돌아가시자마자 나에게 아버지의 유산을 분배하며 돈을 불리라고 다그치기 시작했다. 당시 한의사인 남편의 수입이 안정적이었지만, 어머니는 만족할 줄 몰랐고 늘 우리 부부에게 "그렇게 푼 돈 벌어서 어느 세월에 부자가 되니, 저런 야망 없는 것들"이라며 비난하였다. 어머니는 평생 도박했던 아버지를 비난하며 편하게 살려면 많은 돈이 필요하다고 나를 세뇌시켰다. 그러던 어느 날 문득, 어머니의 말대로 '쥐꼬리만큼 물려받은 재산과 남편이 병원으로 벌어들이는 수입으로는 안전하지 않을 수도 있겠구나'라는 생각이 들면서 불안하고 겁이 났다. 그때부터 나는 신생

아를 등에 업고 땅 투기를 하러 다녔다. "사모님, 사모님" 소리를 들으며 지갑에 수표를 들고 마트에서 물건을 사듯이 "1억이요? 주세요"라고 말하며 땅을 사들였다. 내 인생이 완벽해지는 듯했고 세상에 무서울 것이 없었다. 그러면서 푼돈이나 벌어들이는 남편의 병원이 지겨워지기 시작했고, 많은 돈을 벌 수 있는데도 병원에 주저앉아 있는 남편이 한심스럽게 보였다. 그 시기에 남편이 암에 걸렸다. 나의 불안과 공포는 극으로 치달았고, 나는 본격적인 투자와 돈에 집착하기 시작했다. 6개월이라는 짧은 시간에 6채의 아파트를 사고팔기를 반복했다. 또 투기지역에서 산과 논과 밭을 사들여 같은 방식으로 사고팔았다. 사고파는 과정에서 1억이나 2억을 손해 봐도 아무 느낌도 없고 아깝지도 않았다. 돈은 어떻게든 돌리면 나온다고 생각했고 손실금은 다시 투자해서 복구하면 된다는 자신감이 있었다. 하지만 계속되는 투자 실패로 원금이 복구되지 않았다. 그래도 나는 크게 한 방 터지면 된다는 생각으로 강박적으로 투자에 매달렸다. '세상에 멍청한 호구는 많다, 적당히 잘 포장해 팔아버리면 그만이다. 손해를 봐도 상관없다'라는 생각으로 마치 추수철 먹이를 쫓아다니는 메뚜기처럼 땅이나 아파트를 사고팔기를 반복했다. 마치 멈추지 않는 미친 기계처럼.

기대와는 달리 부동산은 오르지도 않고 거듭되는 손해로 원금과 빚은 기하급수적으로 늘어났다. 경제가 점점 안 좋아지면서 병원 매출도 떨어지고 미국발 세계금융위기가 오면서 망했다. 부동산은 반값으로 떨어졌고, 빚진 엔화는 700원에서 2000원까지 치솟았고 빚은 원금의 3배가 됐다. 연일 뉴스에서 엔화 폭등으로 무너진 중소기업과 병원장의 자살 소식이 나왔다. 엔화 폭등이 멈추지 않던 날, 자고 일어나면 머리카락이 한 주먹씩 스르륵 힘없이 빠졌다. 그때 모든 재산을 다 잃고 빚까지 지고, 남편은 아픈 몸으로 검찰 조사와 보건복지부 실사와 재판 그리고 큰 빚을 떠안았다. 나는 '남편 잡아먹은 년', '미련해서 전 재산 다 해먹은 년'이라는 환청이 들려서 밖에 나가지도 못할 만큼 불안했다. 남편의 병원과 어머니의 재산까지 모두 경매로 넘어가는 날에 거실에서 놀고 있는 아이들이 보였다. 나는 아이들을 친정어머니에게 맡기고 도망치듯 빚을 갚기 위해, 단돈 700만 원을 들고 전라도 작은 시골로 내려갔다. 250만 원에 20만 원짜리 원룸에서 3년을 숨죽여 살면서 빚을 갚았다. 자고 일하고 자고 일하고 빚에 치인 삶이었다. 하지만 이상하게도 삶의 바닥을 경험하면서 내 가슴에서 미친 기계가 멈추고 고용하고 편안하였다. 아무것도 가진 것이 없어도 세상없이 편안하고 고요한 것이 신기하였다.

나는 중독자였다

3년 동안 숨죽이고 빚을 갚다 보니, 빚이 줄어드는 것이 눈에 보였다. 안정이 되자 또다시 미친 기계가 깨어나기 시작했다. 병원을 팔고 새로 오픈해 개원 발을 노려서 한 몫

챙기고 싶은 욕구가 올라왔다. 남편은 작은 시골에서 이만큼 유지하며 살아가는 것도 감사하고 충분하다며 나를 말렸지만 나는 지루해 미칠 지경이었다. 그래서 일주일 만에 대출을 받아서 무작정 미술학원을 개원했다. 나는 뻔뻔하게 오랫동안 학원을 운영해본 척 거짓말을 했고 소문으로 학원은 분주해졌고 수입도 점차 늘어갔다. 하지만 학원이 또 지루해지기 시작했다. 내 안에 광풍이 또 불면서 답답하고 미칠 것 같았다. 지루함을 견디지 못하고 1년 만에 학원을 팔았다.

나는 지루함을 견디지 못한다. 안정적이라고 느껴지면 또 무언가를 해야 할 것 같은 충동이 올라왔다. 온 열정을 퍼붓다가도 지루하고 답답하면 직업을 바꾸거나 다른 일을 찾는다. 지루함을 달래기 위해 술친구를 만들고, 일주일에 3일 이상 만취되도록 술을 마시고 노는 일에 몰두했다. 한번 놀기 시작하면 아침까지 놀아야 직성이 풀렸고, 일도 며칠씩 잠을 자지 않고 매달렸다. 그때부터 나는 강박, 우울감, 만성피로, 밤마다 찾아오는 만성 통증에 잠을 이룰 수가 없었다.

지루함과 빚에 치여 무채색 같던 시기에 어머니의 권유로 공사를 하다 부도난 리조트를 완공하는 사업에 투자를 하였다. 나는 운이 좋게도 리조트의 지분 5%를 받았고 등기이사가 되었다. '리조트가 성공하고 주식이 상장되면, 지금까지 고생은 다 끝난다'라는 희망으로 갑자기 삶에 활력이 생기고 자다가도 웃음이 나왔다. '인생 한방이다. 지금은 초라하고 찌그러져 있지만, 이 지긋지긋한 생활을 청산하고 날아갈 것이다'라는 생각으로 하루에 수십 번씩 리조트가 완공되고 주식이 상장되는 상상을 하면서 꿈같은 미래를 기대하며 초라한 현실을 버텼다. 리조트 완공을 기다리며 그렇게 6년을 기다렸다. 6년 동안 나는 마치 입에 칼을 물고 외줄을 타는 아슬아슬한 마음으로 기다렸다. 돈이 필요하면 여기저기 빌려서 리조트에 넣었고 일할 사람이 필요하면 여기저기 달려갔다. 그 기다림은 나를 지치게 하고 점점 병들게 했다. 하지만 그 헛된 희망을 놓을 수가 없었다. 그것이 사라지면 다시 무언가에 미친 듯이 달려드는 내 모습이 무서웠고 가슴 한 곳의 공허함을 달랠 수 있는 방법이 없었기 때문이었다. 그러다 미칠 것 같은 기분이 들면 무작정 차를 몰고 나갔다. 어디를 갔는지도 모르고 멈춰선 그곳에서 한없이 소리를 지르며 울었다. 술을 먹어도 취하지 않았고 미친 듯이 일에 매달리며 강박 행동을 반복해도 더 이상 통제가 되지 않았다. 세상을 향해 알 수 없는 욕을 혼자 해대는 것 말고는 내 몸에 쌓인 분노를 주체하지 못하고 점점 미쳐가는 것 같았다. 그러다 어느 날 나는 충동적으로 자살을 시도하였다.

또 다시 바닥, 그 안에서 희망을 본다

미친 기계에서 벗어나고 싶었고 다시는 그 경험을 반복하고 싶지 않아서 중독 공부를 시작하였다. 나는 중독자의 자녀였다. 그리고 아버지의 도박으로 인해 항상 불안하고 위태로운 가정을 지키기 위해 영웅 아이로 자라야 했다. 그래서 어머니와 공동 의존되어 온전히 내 삶을 살아본 적이 없었다. 또 어린 시절부터의 신체 및 정서학대로 인한 감정이 조절되지 않아서 극도의 불안과 두려움을 느끼면 술이든, 일이든, 투기든 미친 듯이 매달려야 했고, 안정감이 들면 다시 밀려오는 불안감이 주체가 안 되었다. 나의 삶 자체가 트라우마 흔적을 온몸에 감고 그것에서 벗어나기 위해 미친 듯이 발버둥 치며 살았다는 것을 알게 되었다. 내가 중독자임을 알게 된 것은 얼마 되지 않았다. 한 모임에서 도박중독자의 경험담을 듣는데 그의 이야기나 너무 재미있고 잘 들리는 것이다. 그런데 한순간 그가 경험한 감정과 생각, 행동 패턴들이 나와 너무 똑같다는 것을 깨달았다. 돈이 중심인 가치관, 통제할 수 있다고 믿고 달려들었지만 결국은 통제할 수 없었던 결과들, 헛된 꿈과 희망을 잡고서 현재에 충실하지 못한 것 등 모두 나의 이야기였다.

나는 중독자이다. 그 사실을 인정하니, 나의 행동들이 이해되기 시작하였다. 내 안에 부는 광풍 같은 회오리가 무엇이었는지, 그리고 그 회오리가 나의 삶을 어떻게 망가뜨렸는지, 늪 같은 삶에서 벗어나기 위해 발버둥 쳤지만 더 깊은 늪에 빠져서 왜 헤어 나오지 못하는지를 이해하게 되었다.

얼마 전 리조트 회장님이 돌아가셨다. 임종 직전까지 리조트를 성사시키려고 했지만 결국 철거 명령이 내려졌다. 다 끝났다. 6년이라는 시간 동안 나를 천당과 지옥을 오가게 했던 일이 사라졌다. 어차피 안 될 일이었다고 생각하며 나를 위로하며 일상으로 돌아가려고 했다. 그런데 괜찮지 않았다. 그 순간 또 가슴에 미친 광풍이 불어왔다. 가족과 지인들 몰래 카드를 돌려서 돈을 모으고 있는 나를 보면서 덜컥 겁이 났다. 또 시작되는구나. 6년 동안 헛된 희망이지만 나를 붙잡아 두었던 리조트가 사라지자, 다시 본능적으로 또 무언가를 좇으려고 하고 있었다.

회복하고 싶다. 마음도 몸도 병들어 망가진 나를 다시 회복시키고 싶다. 나에게 여전히 희망이 없고 지루한 삶이 있지만 내가 나를 함부로 밟아서는 안 된다는 믿음이 있기에 회복하고 싶다. 회복이라는 새로운 희망을 가슴에 품고 현실에 발을 딛고 살고 싶다. 예전에는 느끼지 못했던, 아침 햇살, 아이들의 미소, 계절에 따라 산과 들의 바뀌는 색, 숨을 쉬면 폐까지 들어오는 공기 등을 느끼며 현재 주어진 것들을 느끼며 살고 싶다. 나는 나로 지금 여기에 존재하고 싶다.

끝나지 않는 길

도박은 정말 무섭고 소름 돋는 질병이다. 겉으로는 아무런 문제가 없는 정상인처럼 보이지만, 죽어도 죽지 않는 좀비처럼 나 자신과 사랑하는 사람들을 서서히 갉아먹는다. 그리고 그 병에서 회복되기 위해서는 정말 너무나도 외롭고 지루하고 힘든 싸움을 끝까지 이어나가야 하는 병이다. 사람들은 도박중독을 정신적으로 문제가 있거나 이상한 사람만이 걸릴 수 있는 병이라고 생각하고 누구에게나 생길 수 있는 일임을 부인한다. 하지만 도박중독은 우리 모두에게 일어날 수 있으며 서서히 우리의 삶으로 들어와 삶의 주인이 되는 병이다.

학창 시절의 나는 사교성이 좋아 항상 친구가 많았다. 그래서 중학교 시절부터 친구들과 어울려 밖에서 놀았다. 그런데 우리 집은 찢어지게 가난한 집은 아니지만, 경제적으로 여유가 없어서 나는 친구들에 비해 용돈을 적게 받았다. 일주일에 5천 원을 받았는데, 친구들은 일주일에 2만 원, 3만 원, 5만 원 등 제각각이지만 나보다 적게 받는 친구는 없었다. 그래서 친구들과 어울리다 보면 배가 고파도 밥을 사 먹을 돈이 없어서 친구들이 먹는 것을 구경하다가 한입씩 얻어먹기도 하고, 게임방에서 게임을 구경하기도 하였다. 그런 생활이 지속되면서 어느 순간부터 돈에 대한 갈증을 느끼기 시작했다. 나는 커서 무조건 돈을 많이 벌어야겠다고 생각하였고, 나도 인식하지 못하는 사이 가치관이 돈을 중심으로 돌아가기 시작했다.

돈이 중요함을 알기 시작하면서 고등학교 때부터 나는 닥치는 대로 아르바이트를 했다. 성인이 되어 회사에 취직하기 전까지 안 해본 아르바이트가 없을 정도였다. 가끔 부모님께 용돈 투정을 부리기도 했지만, 부모님이 밉거나 원망스럽지는 않았다. 그래서 일찍 철이 든 나는 아르바이트를 해서 번 돈으로 고등학교 등록금을 한 학기 냈고, 자동차 면허시험비를 직접 내고 면허를 땄고, 대학 입학 때는 등록금에 보태라고 현금 백만 원을 아버지께 드리기도 했다. 아버지는 비가 오나 눈이 오나, 덥거나 춥거나 항상 밖에서 몸을 쓰며 고된 일을 하셨기에 나는 가계에 보탬이 되고 싶은 마음에 성실하게 나의 몫을 해나갔다.

그러던 중 대학교 1학년 때 친구가 핸드폰으로 무언가를 맞추는 것을 보았다. 스포츠 토토라는 것이었다. 나는 신기하고 궁금해서 친구와 같이 복권방에 가서 스포츠 토토를 구매했다. 5천 원짜리를 구매했는데 당첨이 되어서 8만 원을 받았다. 그때 기분을 아직도 잊을 수가 없다. 기분이 너무 좋았고 신기했다. 이것이 나의 도박의 첫 경험이었다. 그 경험 후 계속 토토를 했지만 더 이상 당첨이 되지 않아서 일상으로 돌아왔다. 그러다 술집에서 아르바이트를 하면서,

단골손님들과 야구 경기를 보다가, 문득 예전에 토토를 했던 기억이 떠올랐다. '돈을 걸고 야구를 보면 얼마나 재밌을까!' 라는 생각이 머리를 스치면서 이때부터 나의 본격적인 도박의 길은 시작되었다. 그날부터 매일매일 스포츠 토토를 했고 배팅하는 금액도 서서히 올라가게 되었다. 그렇게 도박이 생활화되어 갈 때쯤, 야구팀 점수를 맞추는 게임에서 2만 2천배라는 배당에 당첨되었다. 나의 배팅금액은 7만 원이었는데, 220만 원을 받게 되었다. 기분이 참 묘했다. 기분이 좋기도 했지만, 힘들게 아르바이트를 왜 하나 싶고, 매번 딸 수는 없지만 그래도 한 번 당첨되면 투자한 돈을 모두 회수할 수 있다는 망상에 빠지게 되었다. 돈을 잃고 따기를 반복하던 중에 입영통지서가 나왔다. 머릿속이 복잡해졌다. 고등학생 때부터 지금까지 나의 옆을 지켜주는 여자친구가 있는데, 입대하기 전에 여자친구에게 추억을 남겨주고 싶었고, 당분간 보지 못할 친구들과도 추억을 쌓으려면 돈이 필요한데, 그동안 배팅으로 돈을 모두 잃어서 조금씩 마음이 초조하고 불안해졌다. 그래서 주변 사람들에게 돈을 빌렸다. 이때가 주변 사람들에게 피해를 주기 시작한 때이다. '조금만 따고 그만하자. 조금만 따서 여행도 가고 깔끔하게 다 털어내고 입대하자' 그런 마음으로 여자친구의 동생에게 돈을 빌려서 토토를 하였지만 역시 결과는 뻔했다. 여자친구의 동생에게 빌린 돈을 다 날리고 주변 친구들에게도 압박을 받으면서 너무 초조하고 불안하고 우울한 기분이 들었다.

이리저리 계속 거짓말로 둘러대다가 입대 하루 전날에 여자친구에게 모든 사실을 털어놨다. 여자친구는 내가 토토를 한다는 사실을 알았지만 이런 지경까지 간 줄은 몰랐다며, 왜 혼자 힘들어했냐며 걱정하지 말라며 나를 위로해 주었다. 빠듯한 생활 속에서 몇 달에 걸쳐 친구들과 자신의 친동생에게 내가 진 빚을 해결해 주었다. 그러면서 매일 편지에 "하나만 부탁할게. 앞으로는 절대 도박하지 말아 줘. 명심해. 도박만은 안 돼"라는 걱정과 부탁을 보냈다. 나는 정말 여자친구에게 감사했고 마음 깊숙이 그 말들을 새기며 정말 열심히 살자고 다짐했다. 그런데 상병쯤 됐을 때 우연히 주말 새벽에 축구 경기를 시청하다가 한 선임이 돈을 땄다며 좋아하는 모습을 보았다. 그 선임은 몰래 핸드폰을 들여와서 불법 사설 사이트에서 토토를 했던 것이다. 그 순간 정말 어처구니없게도 나는 그동안의 다짐과 힘들었던 기억은 전혀 떠오르지 않고 한 치의 망설임도 없이 그 선임에게 돈을 건네며, 배팅을 대신 해줄 것을 부탁했다. 그 이후는 나는 군대에서 받은 월급과 휴가 나가서 받는 용돈들을 모두 다 날리고 중학교 때처럼 항상 거지처럼 생활했다. 돈이 없는 게 너무 싫었고 돈에 대한 갈증은 더 심해지기 시작했다. 이런 나의 성향은 도박에 너무 취약했고 도박중독자가 되기에 충분하였다.

전역을 하면서, 다시 열심히 살고 싶은 마음에 하루에 12시간씩 주 6일 동안 일을 하면서 돈을 모았다. 그 당시 대학 등록금과 학자금 대출을 갚아야 된다는 압박감 그리고 앞으로 돈에 허덕이지 않고 싶다는 갈망으로 정말 열심히 아르바이트를 했다. 그러던 어느 날 친구에게 연락이 왔고 친구와 맥주를 마시다가 친구가 재밌는 곳이 있다며 같이 가자고 했다. 그곳은 일반 보드카페로 위장한 불법 도박판이었다. 그곳에서 한 번에 30만 원이 넘는 돈을 따고 집에 돌아오면서 또 허황된 꿈을 꾸기 시작했다.

일이 끝나면 도박으로 밤을 새고 다시 출근하기를 반복하면서, 몸도 마음도 지쳐가고 도박중독 증세는 점점 심해졌다. 포커로 돈을 잃으면 토토로 만회하려고 다시 토토를 시작하고, 토토로 돈을 잃으면 다른 도박을 하면서 도박 종류와 빚고 늘어나고 있었다. 이미 나는 대학을 졸업하기 전부터 수백만 원의 도박 빚을 졌다. 대학을 졸업하고 첫 직장을 가지면서 정신 차리고 앞으로 열심히 살자 다짐을 했지만, 도박에 대한 갈망은 억제하기가 참 힘들었다. 또다시 온갖 거짓말을 해서 친척, 친구, 지인 등 주변 사람들에게 돈을 빌리기 시작했고 급기야는 대부업체에서 대출을 받기 시작했다. 이자와 지인들의 압력에 결국 나는 정말 미칠 정도의 스트레스와 분노로 항상 예민했으면 하루하루 우울감과 무기력함으로 생활했다. 온 신경은 도박에만 집중되어 있었고 회사에서는 능률도 떨어지며 일도 잘 안 되었다. 영업직이라 외근을 나가면 혼자 인적이 드문 곳에 주차하고 하루 종일 시간을 보내다 사무실에 들어갔고 회사에서도 신용을 점점 잃어갔다.

나 자신이 정상이 아닌 것 같았다. 어느 날 거울에 보인 얼굴이 너무 혐오스러워서 죽이고 싶도록 미웠다. 나는 자신이 너무 싫고 미웠다. 그때 작은 누나에게 모든 사실을 고백하고 도움을 요청하였다. 처음에 누나는 큰 충격을 받았지만 앞으로 잘하면 된다면 나를 위로하였다. 그리고 부모님에게도 나의 도박 사실을 알렸다. 그 사실을 듣고 어머니는 어릴 적에 용돈을 조금 준 것에 대해 미안해하셨고 아버지는 자신의 무능력을 탓하였다. 그렇지만 비난하기보다는 젊어서 그런 경험을 한 것이 다행이라고 앞으로가 중요하다며 나를 격려해 주셨다. 가족들에게 고백한 후, 1336 헬프 라인에 전화를 걸어 상담을 받으면서 점점 좋아지는 것 같았다.

어느 날 내가 고생해서 버는 돈으로 매달 빚만 갚는 것이 아깝고 억울하다는 생각이 들면서 빚 갚는 것이 지겨워지기 시작했다. 그때 우연히 교통사고가 났고 합의금으로 140만원을 받았다. 그 순간 또 도박이 생각났다. 이 돈으로 조금만 따서 이렇게 힘들게 빚 갚는 생활을 한 두 달만이라도 줄이고 싶다는 욕심이 났다. 합의금을 빼돌려서 가족들 몰래 도박을 했고 다 잃었다. 잃고 나니 또 들킬까봐 불안하고 무섭고 악순환의 반복이 시작됐고 힘들게 다 갚았던 대부업체랑 저축은행에 또 대출을 받았다. 열심히 갚아나가던 빚이 다시 늘어났고 감당할 수 없을 정도였다. 지푸라기라도 잡고 싶은 심정으로 지인에게 모든 상황을 말했지만 해결책이 나오지 않았다. 빚을 감당할 수 없게 되었을 때 가족들에게 다시 사실을 밝혔다. 가족들의 반응은 처음과 달라졌다. 큰누나는 정신 나간 놈이라고 화를 냈고, 작은 누나는 울었다. 그리고 어머니는 아무 말도 없이 방으로 들어가셨다. 온갖 욕설과 격한 감정이 난무했고 아버지는 그 와중에 본인이 화를 못 참고 나를 때리실까봐 본인의 손을 묶으셨다. 나도 그때는 불안과 억울함, 분노 등의 감정들이 올라와서 아버지에게 "나라고 뭐 좋아서 하고 싶어서 했겠냐"며 소리쳤다. 아무도 나를 이해하지 못한다는 생각에 정말 너무 외로웠다. 도박으로 인한 죄책감을 견딜 수 없었고 죽고 싶은 생각만 들었다.

어느덧, 예전에 성실하고 자립심이 강하고 조금이라도 가계에 도움이 되고자 했던 나는 사라졌다. 열심히 일해서 돈을 벌기보다는 쉽게 돈을 벌고 싶었고, 성실하기보다는 남을 속이고 기만하면서 남에게 피해를 주는 사람으로 변해 있었다. 어떤 커다란 사건이 있었던 것도 아니고, 조금씩 도박은 나의 삶에 들어와서 나도 눈치채지 못하는 사이에 나를 바꾸어 놓았다. 어느 순간부터는 내가 하고 싶어서 도박을 하는 것이 아니라 하루라도 안 하면 안 되는 노예로 만들었다. 그것이 중독이다. 조금씩 나에게 다가와서 나를 송두리째 빼앗아서 나를 나로 살지 못하고 노예로 살게 하는 것이 중독임을 알게 되었다.

나는 그때 비로소 진심으로 도박중독자임을 시인하였다. 그리고 누구의 설득이나 권유가 아니라 스스로 선택하여 단도박 모임에 나갔다. 도박중독에서 벗어나 사랑하는 사람들에게 상처와 피해를 주지 않고 예전에 밝고 활발했던 나 자신으로 돌아오기 위해, 그리고 진심으로 나를 사랑하기 위해 모임에 나갔다. 처음에는 거부감도 들었지만, 그 모임에서 격려와 지지를 받으면서 그리고 나 자신이 중독자라는 것을 뼈저리게 느끼면서 서서히 도박중독에서 벗어나기를 바라는 마음으로 오늘도 회복의 길 위에 서 있다. 언제 다시 재발될지도 모르지만, 다시 시작하면 된다. 내가 사랑하는 사람들과 나를 사랑하는 마음이 내 안에 있는 한 다시 시작하면 된다.

본 모습으로 돌아가길 소망한다

나는 알코올 중독자이다. 술과 만난 것은 오래되지 않았지만, 술은 나에게 없어서 안 되는 존재였다. 어린 시절부터 유난히 낯가림이 심했던 나는 새로운 사람, 새로운 장소, 새로운 것들에 쉽게 긴장하고 위축되었다. 그때마다 술은 긴장하고 위축된 나에게 남과 어울릴 수 있는 용기를 주었고, 외로움을 달래주는 유일한 친구였다.

내가 본격적으로 술에 의존하기 시작한 것은 남편의 사업 실패 후부터였다. 남편의 사업 실패 후, 나와 아이들은 아무도 찾아오지 않는 시골로 들어가서 모든 관계를 단절하고 살았다. 그 시절 밤마다 혼자서 외로움과 두려움을 잊기 위해 술을 마시기 시작했다. 매일 술을 마시지 않으면 잠을 잘 수가 없었고, 술을 마시고 아침이 되면 기억이 없었다. 아이들이 전해주는 나의 행동과 어질러진 방을 보면 그 전날 무슨 일이 일어났는지 짐작할 뿐이었다.

나의 술의 역사가 어린 시절의 여러 가지 일련의 사건들로 인해 시작된 것이라는 것을 중독 공부를 하면서 알게 되었다.

6세 이전의 기억이 없다. 내가 기억하는 가장 초기 기억은 연년생인 남동생과 다섯 살 아래인 여동생을 양쪽에 손잡고 과수원 언덕길을 내려오던 모습이었다. 그때 나는 늘 동생들을 데리고 다녔고, 동네 어른들은 착하다며 칭찬해 주었다. 나는 칭찬이 너무 좋아서 늘 착한 아이로 살았고, 얼마 전까지도 칭찬에 중독되어 병적으로 다른 사람을 돌봤다. 바쁜 부모를 대신해서 초등학교 때부터 가사 일을 하였고, 고등학생 때는 가정에 도움이 되고자 대학을 포기하고 일찍 결혼하였다. 20대에는 엄마를 대신해서 암투병하는 아버지를 돌봤고, 결혼 초기에는 치매에 걸린 시어머님과 알코올 중독인 시동생의 병간호를 하였다. 내 속에는 사람들에게 사랑받고 싶은 마음이 있었으며, 원하는 칭찬이나 사랑을 받지 못하면 알 수 없는 억울함과 분노로 힘들어하였다. 그때마다 술을 마시며 남편이나 주변 사람들에게 억울함과 분노를 여과 없이 표현하였다.

나의 '착한 아이'는 '외로운 아이'에서 시작되었다. 나는 6세 무렵 깊은 산속에 홀로 사시는 할머님댁에 혼자 보내졌고 할머니의 말벗이 되어야 했다. 사방이 산으로 둘러싸인 할머님댁에서 할머니가 장에 나가시면 나는 혼자 집을 지키며 외로움과 무서움을 달래야 했고, 산 중턱에서 멀리 보이는 길을 내려다보며 할머니를 기다렸다. 전기가 들어오지 않아서 촛불을 켜고 살 만큼 경제적으로 힘들었던 할머니는 나와 놀아줄 여유가 없었다. 가끔 할머니가 장에 갔다 오시면서 껌을 사다 주셨는데, 그 껌을 받고 기뻤던 마음이 지금도 생생하다. 나는 며칠씩 그 껌으로 풍선도 불고 이리저리 돌려가며 씹으며 놀았다. 그때의 껌의 단맛이 지금도 느껴진다. 나는 외로웠지만, 엄마나 할머니에게 나를 혼자 두지 말라고 이야기하거나 떼 부리지도 못했다. 그런 이야기를 하는 아이는 착한 아이가 아니기 때문이다. 지금도 나는 혼자 밥을 먹거나 밤에 있으면 갑자기 두려움과 외로움이 엄습해서 견딜 수가 없다. 그럴 때마다 술을 마신다.

성인이 돼서도 외로움을 잊기 위해서 나는 주변 사람들에게 착한 사람인 척한다. 돈이 필요한 사람에게는 돈을 빌려주고, 도움이 필요한 사람에게는 도움을 준다. 항상 나의 주변에는 사람이 넘쳐났다. 그들은 나에게 자신들이 필요한 것을 이야기하고 나는 그들을 도와주면서 관계가 유지되었다. 그러다 남편이 부도가 나고 내가 아무것도 가진 것이 없자, 모두 떠나갔다. 그들은 나를 사랑한 것이 아니라 나의 '착한 아이'를 사랑한 것이었다. 그들이 떠나가고 나는 외로움을 자녀들에게 채우려고 하였다. 큰아이에게 술을 먹고 밤마다 힘든 이야기를 하였고, 큰아이는 나의 이야기를 들어주었다. 그 모습은 엄마의 넋두리와 하소연을 들어주던 '착한 아이'인 어린 시절의 내 모습이라는 것을 인식하지 못한 체, 큰아이에게 나의 아픔을 쏟아냈다. 어느 날 큰아이가 힘들다고 말하였을 때, 나는 걷잡을 수 없는 분노를 느끼며 아이에게 "나는 너보다 더 힘들어도 엄마 이야기를 다 들어주었는데, 너는 왜 이리 이기적이야"라고 폭언을 하였다. 아침에 아이에게 한 행동을 들으면서 나에게 큰 문제가 있다는 것을 알게 되었다. 그때부터 상담을 받으며 A.A.를 나가기 시작하였다.

A.A.에서 술이 나에게 외로움뿐 아니라 수치감도 잊게 해준다는 것과 어린 시절부터 술 문제가 시작되었다는 것을 알게 되었다. 나의 수치감의 기억은 5세 때부터 시작된다. 기억 속의 나는 5살쯤 되는 작고 어린아이였다. 과수원집 수돗가에서 엄마에게 머리채를 잡힌 채, 나는 전혀 움직일 수도 없었다. 그때 시간은 정지한 듯하고 나의 눈에는 수돗가의 시멘트색과 헝클어진 피 묻은 머리카락과 피가 뚝뚝 떨어져 하수구로 흘러가고 있는 장면이 마치 영화처럼 들어왔다. 화로 이글거리는 눈빛을 한 엄마는 한 손에 낫을 들고 있었고 다른 한 손에는 나의 머리채를 휘어잡고 있었다. 그 장면만 기억날 뿐, 그 전에 어떤 일이 있었는지, 왜 그렇게 되었는지, 어떤 것도 기억이 나지 않지만, 갑자기 그 모습이 선명하게 떠오르는 날, 나는 수치심과 두려움 그리고 공포가 밀려왔다. 그날 이후로, 나 자신이 수치스럽고 무가치하게 느껴져서 죽고 싶다는 생각에 사로잡혔다. 그 후, 죽고 싶다는 마음과 싸워야 했고, 아이들을 두고 죽을 수 없기에 그 마음이 들 때마다 모든 기억이 사라질 때까지 술을 마셨다.

죽음에 대한 충동은 어린 시절부터 나의 마음에 자리하고 있었다. 언제부터인지 정확하지는 않지만 나는 노트에 '엄마'라는 단어를 적고 엄마의 관심과 사랑을 갈망했던 아이였다. 하지만 그 사랑과 관심은 충족되지 못했고, 차라리 사라지고 싶다는 충동이 불쑥 올라와서, 중학교 때 자살 시도를 했다. 그때 엄마는 누워 있는 나에게 "미친 년"이라고 하였다. 그렇게 늘 죽음을 생각하던 나에게 오랫동안 잊고 있던 고통이 떠오르며 "죽어버릴까? 죽어도 괜찮을 것 같은데 이제 아이들도 다 컸고…"라는 생각과 함께 모든 것들을 지우고, 기억하지 못하도록 느끼지 못하도록 죽고 싶은 충동이 올라왔다. 이런 수치감은 다른 사람들 앞에서 나를 위축시켰다. 중학교 때 성당에서 많은 사람 앞에서 시 낭송을 하였다. 시 낭송을 무사히 마치고 화장실에 갔는데 선배 두 명이 "어떻게 저렇게 생긴 애가 저런 것을 하니?"라며 나를 비난하는 소리를 들었고, 그때부터 나는 남들 앞에 서야 할 때마다 식은땀이 나고 온몸이 떨렸으며 숨을 쉴 수가 없었다. '사회공포증'이었다. 지금도 사회공포증으로 남에게 이야기하거나 주목받는 상황이 되며 공황 증상이 일어나고 그런 자리를 자꾸만 피하게 된다.

그럴 때마다 술은 나에게 용기를 주었다. 나는 술을 먹고 사람들과 관계를 시작하였고 술을 먹으면 말도 할 수 있었다. 술에 취하면 내가 무슨 말을 해도 괜찮았다. 술을 잘 먹는 나를 사람들은 좋아했고 사람들과 관계를 유지할 수 있었다. 그래서 술이 좋았다. 그러다 보니 어느 순간 술에 중독이 되었고 술을 이길 수가 없었다. 아침에 깨어나면 전날의 기억이 전혀 나지 않았고 수치심이 몰려왔다. 어제 만났던 그 사람들을 다시 만날 수가 없었고 사회공포증은 점점 대인기피증으로 변해가고 있었다.

나의 삶을 돌아보면, 과거와 현재의 일련의 사건들이 나를 관계 중독과 알코올 중독에 빠지게 했고, 나의 모든 행동은 중독자의 행동이었다는 것을 알게 되었다. 나는 알코올 중독이라는 사실을 시인한다. 술에 나 자신을 잃어버리고, 술로 살아가는 삶을 벗어나서 다시 해맑고 순수했던 나의 본모습으로 돌아가기를 소망한다. 그래서 자녀들에게 중독 가정의 대물림에서 벗어나게 해주어 그들에게 알코올 중독자인 엄마로부터 자신의 본 모습으로 살아갈 수 있는 '자유'를 선물해 주고 싶다.

관계 중독

우리나라에서는 관계 중독이 생소하여 간혹 성중독으로 오해하기도 하지만, 관계 중독은 사랑받고 싶은 대상을 찾아다니는 것이 특징이다.

학창 시절부터 한순간도 남자를 사귀지 않은 적이 없다. 짧으면 한 달, 길면 6개월 정도 남자를 바꾸어가면서 만났다. 만나고 헤어지는 데 특별한 이유는 없었다. 상대방에게 더 이상 사랑받지 못하거나 소중한 사람이 아니라는 느낌이 들면 헤어졌다. 때로는 상대방이 지루하거나 재미없으면 다른 남자를 만났다. 나는 상대방의 관심을 받기 위해 처음에는 친절하거나 다정한 모습으로 다가간다. 그리고 성적으로 유혹한다. 그러다가 상대방이 나에게 관심이 없거나, 나보다 다른 것을 더 중요하게 생각하는 것 같으면 질투와 복수심에 상대방을 공격한다. 심한 경우에는 상대방의 관심을 끌기 위해 거짓으로 자살 시도와 자해를 하기도 하였다.

내가 진심으로 원하는 것은 '나만 사랑하는 것'이었다. 사랑받는 느낌이 좋았고 그때의 가슴 두근거림이 좋았다. 돌이켜보면 그 사람을 좋아하기보다는 가슴 두근거림과 설레임을 위해 남자를 만났던 것 같다. 그 순간만큼은 내가 사랑받고 있다고 느낄 수 있기 때문이었다. 하지만 그런 감정도 잠시, 혼자 있는 시간이 되면 이유 없는 공허함과 무기력함에 빠졌고, 그 감정에서 빠져나오기 위해 또다시 남자를 만났다. 그러다 어느 날 문득 '평생 이렇게 살지도 모른다'라는 불안으로 충동적으로 평상시에 알고 지내던 남자와 6개월 만에 결혼하였다.

결혼생활을 유지하기는 쉽지 않았다. 처음에는 안정감을 얻는 듯했지만, 남편이 바빠지고 나를 소홀히 하는 날들이 많아지자 공허함과 외로움, 무의미함이 찾아왔고 그때마다 남편에게 분노를 쏟아내며 싸웠다. 매번 싸움의 끝은 남편 앞에서 자해하거나 죽겠다고 협박을 하는 것이었다. 그렇게 싸우고 나면 남편은 미안하다고 사과를 하고 나에게 관심을 보였다. 그러다 다시 남편이 바빠지면 똑같은 패턴으로 싸움이 반복되었다. 어느 날 "이렇게 사는 게 지겹다"라는 남편의 말을 듣는 순간, '더 이상 이 사람은 나를 사랑하지 않는구나'라는 생각이 들면서, 새로운 남자들을 만났다. 그런 위험한 이중생활과 줄타기를 하며 5년을 지내다가, 어느 날 우연히 모임에서 가슴 뛰는 사람을 만났다. 그 사람은 내가 없으면 못 산다고 이혼하고 나에게 오겠다고 하였다. 나는 정말 그 사람이 나만 사랑해 줄, 절대적인 존재처럼 느껴져서 남편과 이혼하고 함께 살게 되었다. 하지만 그 관계도 나의 패턴으로 오래가지 못했다.

관계 중독이라는 것을 알게 된 것은 그 남자와의 관계가 파국으로 끝나고 환멸감으로 자살 시도 후에 병원에 입원했을 때였다. 정신과에서 경계선 성격장애와 관계 중독이라는 진단을 받고 치료 모임을 추천받았다. 충격적이었다. 중독자임을 인정할 수 없었다. 나는 그저 사랑받고 싶었던 사람이고, 사랑받기 위해 애썼을 뿐이다. 그 후에 병원과 치료실 그리고 상담실을 여기저기 찾아다녔다. 그리고 담당 의사와 상담사가 나보다 다른 환자에게 더 관심이 있는 것처럼 보이면 화가 나서 견딜 수가 없었고, 병원과 치료실을 바꾸었다.

나는 계속 공허함, 외로움, 가슴 뛰고 싶은 충동들과 싸워야 했고, 그때마다 술도 먹고 신경안정제도 먹고 자해하며 하루하루를 견디었지만, 증상은 더 심해졌다. 생활이 재미없고 무료하며 심지어는 무덤 같았다. 관심 끌기가 아니라 진짜 죽고 싶은 마음에 두 번째 자살 시도를 하였다. 그때 정말 내가 죽을 수도 있다는 공포가 찾아왔고 의사가 추천하는 관계 중독자를 위한 치료 모임에 나갔다. 그날 한 여성 중독자의 경험담을 들으면서, 내가 어린 시절부터 중독자로 자랄 수밖에 없었던 이유를 알게 되었다. 그동안 살아온 내가 안쓰러워서 펑펑 울었고, 해결할 수 있다는 희망도 보았다.

나의 첫 기억은 다섯 살 때 눈이 오는 날 엄마의 손을 잡고 술집에 있는 아버지를 찾아가던 모습이다. 아버지는 여자들이 있는 작은 술집에서 술을 마시고 있었다. 엄마는 나에게 아버지를 불러오라고 했다. 아버지가 나를 가장 사랑하기 때문이었다. 그때 나는 아버지에게 집에 가자고 했지만, 아버지는 “잠깐만 기다려, 이것만 마시고 가자”라고 하셨다. 그때 영혼이 다른 곳에 있는 것 같은 텅 빈 아버지의 눈을 보았다. 그날 밤, 나는 눈이 오는 추운 밤을 어머니의 손을 잡고 밖에서 아버지를 기다렸다. 그런 날이면 어김없이 아버지와 어머니는 물건을 던지며 소리치며 싸웠고, 나는 그 옆에서 울면서 귀를 막으며 빨리 아침이 오기를 기도했다. 아침이면 어머니는 며칠씩 자리에서 일어나지 않았고, 아버지는 또 술집으로 나갔다.

아버지는 알코올 중독자였다. 술을 마시느라 가정을 돌보지 않았고 어머니를 우울하게 만든 사람이었다. 그리고 나는 집에 혼자 방치된 아이였다. 죽음처럼 적막한 세상에 나는 혼자 남겨져 있었다. 아무도 내가 그곳에 있다는 것을 몰랐고 나에게 관심도 없었다. 하루 종일 등을 보이고 누워있는 어머니, 불도 켜지 않은 춥고 깜깜한 방, 며칠씩 집을 비우는 아버지, 그곳에서 나는 밥통을 끌어안고 혼자 밥을 먹고, TV를 보거나 팔이 떨어진 인형을 가지고 놀았다. 나는 어두움과 차가움이 영원할 것 같은 마치 무덤 같은 곳이 너무 무섭고 외로웠다. 그때부터 나는 무덤 같은 집에서 나와서 놀아줄 친구와 스릴이 넘치는 일들을 찾아다녔다. 친구의 집에서 불장난을 하고, 동네 가게에서 과자나 껌을 훔치기도 하였다. 그리고 아버지의 담배를 훔쳐서 몰래 피우기도 하였다. 그때 동네의 중학생 오빠가 나에게 따스한 눈빛으로 다가와서 같이 놀자고 하고 과자를 사 먹으라고 천 원을 주었다. 그때 나를 바라보는 그 오빠의 따스한 눈빛과 자신의 무릎에 앉혀 놀아주던 오빠가 좋았다. 하지만 그것은 성추행이었다.

중학교 시절부터 나는 타인의 눈에 띄기 위해, 외모를 가꾸고 과장된 표정과 몸짓으로 사람들 앞에 나서기를 좋아했다. 공부도 잘하고 외모도 예쁘고, 다른 사람의 마음을 잘 살피는 나는 사람들의 관심을 끌기에 충분했다. 나는 항상 방치되고 혼자 남겨졌던 아이라는 진짜 나의 모습을 감추고 똑똑하고 예쁜 아이라는 가면을 썼다. 낮에는 좋은 대학과 직장을 다니면서, 주변 사람들에게 나는 성실하고 능력 있고 배려심이 많은 사람이었다. 하지만 밤에는 술을 마시고 남자를 만나고, 사랑받기 위해 상대방을 은밀하게 조정하면서 '천사'와 '악마' 같은 이중적인 생활을 해왔다. 어느 것이 진짜 나인지 혼란스러웠다.

나의 중독의 핵심은 '사랑받고 싶은 아이'였다. 나에게 관심이 없는 어머니와 항상 부제한 아버지, 그리고 자신의 욕구를 채우려고 사랑의 가면을 쓰고 나를 이용했던 동네 오빠, 그것을 사랑을 믿으며 즐거워했던 어린 나, 결국 나는 방치되고 혼자 남겨진 아이였다.

나의 회복과정은 쉽지 않았다. 회복과정의 첫 번째 어려움은 방치되고 하찮은 아이라는 것을 인정하고, 화려한 가면을 벗고 초라한 나를 인정해야만 하는 것이었다. 그 과정은 정말 죽기보다 싫었다. 나의 초라한 모습을 다른 사람들이 알면 더 이상 나를 사랑하지 않고 나에게 함부로 대할 것만 같았다. 집단치료에서 어린 시절의 나를 이미지화하는 작업에서 나는 '바닥에 떨어진 머리카락'를 그렸다. 그렇다. 나는 정말 바닥에 떨어져서 여기저기로 굴러다니다가 누군가 주어서 휴지통에 버리는 그런 하찮은 존재였다. 하찮고 방치되었던 아이였다는 것을 인정한 후부터 나는 자유를 얻었다. 다른 사람에게 좋은 아이, 착한 아이, 예쁜 아이가 되기 위해 애쓰지 않아도 되었기 때문이다.

지금, 나는 동네 오빠의 눈빛과 놀아줬던 기억이 진짜 사랑이 아님을 알고 있다. 그리고 진짜 사랑은 타인에게 달라고 요구하는 것이 아니라 내가 나를 사랑할 때만 가능하다는 것을 알게 되었다. 그래서 방치되고 혼자 남겨진 아이가 불쑥 올라와서 미칠 듯한 외로움이 밀려올 때, 내면의 그 아이와 대화도 하고 위로도 하면서 함께 놀아주는 법을 배우고 있다.

가족이라는 힘으로 회복하다

대마를 처음 시작한 것은 30대였다. 특성화고등학교를 졸업하고 특별한 기술이 없었던 나는 운전병으로 근무한 경력을 살려서 야간에 포항에서 서울로 물건을 운반하는 일을 하였다. 야간에 화물차를 운전하는 일은 신체적으로 힘든 일이었다. 그래서 나는 항상 졸음과 싸우기 위해 피로회복제나 커피를 과도하게 마셨다. 어느 날 동료 운전기사가 피곤이 싹 풀린다며 즉석에서 가루를 말아서 담배 한 대를 권했다. 순간 나는 그것이 단순히 담배가 아니라는 것을 직감했지만 호기심에 담배를 받아들었다. 한 모금 빨아들이던 순간을 잊을 수가 없다. 온몸이 나른하고 가볍게 날아갈 것 같은 기분을 잊을 수가 없다. 약물중독자들은 첫 순간을 잊을 수 없다고 한다. 마치 첫사랑같이 황홀한 그리고 몽롱한 그 느낌을 평생 간직한다고 한다. 나도 마찬가지였다.

첫 기억이 강력했지만 나는 가정이 있었기 때문에, 두려움으로 더 이상 대마를 찾지 않았다. 그렇게 잊혀지는 줄 알았다. 그러다 행인을 치는 사고를 내고, 두려움과 혼란스러움으로 방 안에 앉아 있는데, 대마를 피고 싶은 강렬하고 제어되지 않는 욕구가 올라왔다. 그때 대마를 처음 권했던 동료에게 대마를 구해달라고 연락을 하게 되었고, 그렇게 나의 중독생활은 시작되었다.

처음은 일주일에 한 번 정도 힘든 일과가 끝났을 때, 모텔이나 여관을 잡아서 동료와 함께 대마를 하였다. 하지만 어느 순간 일주일에 두 번에서 세 번으로 늘어났고, 대마를 끊고 싶은 마음과 하고 싶은 마음으로 갈등이 심하였다. 어느 날 동료가 검거되면서 나도 검거되었다. 그때 가족들에게 알려지면서 아내는 충격을 받았지만, 다시 하지 않으면 된다며 나의 감형을 위하여 변호사나 여러 단체를 찾아다니며 구면 활동을 하였다. 나도 그때 다섯 장이 넘는 반성문을 판사에게 보내면서 다시는 대마를 하지 않겠다고 다짐하였다. 그 결과, 기소유예 교육과 집행유예를 받았다. 집행유예 동안 불안한 마음으로 잘 버텼다. 하지만 무심코 핸드폰의 전화번호를 뒤적이다가 같이 대마를 했던 사람의 연락처를 보는 순간, 정말 걷잡을 수 없는 갈망이 엄습하였다. 일주일 동안 정말 그 사람에게 연락하고 싶은 충동을 잊기 위해 술도 마시고 미친 듯이 일도 하였다. 하지만 아내와 가벼운 부부싸움을 한 후, 집을 나가서 그 사람에게 연락하였다. 나는 그때 진심으로 대마를 끊을 생각이 없었던 것을 나중에 자조 모임에서 알게 되었고 아내와의 싸움도 대마를 하기 위한 핑계라는 것을 알게 되었다. 기소유예 교육을 받을 때, 강사가 대마를 할 때 알았던 사람과 상황이 촉발 단서가 될 수 있으니 관계된 사람들의 연락처를 모두 지우고 연락처를 바꾸라고 조언을 해주었지만 나는 왠지 동료의 전화번호를 지우고 싶지 않았다. 그 당시 반성문도 쓰고 주변 사람에게 약속도

했지만, 그것도 구치소 생활을 피하기 위한 수단이었다.

두 번째 수감생활을 하게 되었을 때, 내가 먼저 아내에게 이혼하자고 하였다. 스스로 끊을 수 있다고 말은 하였지만 나는 끊을 수 있는 자신감도 없었고, 사실 끊고 싶지도 않았다. 사람들은 구치소에서는 단약할 것이라고 예상하지만, 대마를 실제 피지 않는 것뿐이지, 사실 매일 듣는 약물 사범들의 무용담은 대마를 했을 때의 기분과 느낌을 자극하여 간접적인 약물 효과를 내었고, 하루하루를 견디기 위해 처방받는 수면제와 안정제에 나는 중독되어가고 있었다.

시간이 가기를 바라던 중에, 약물중독자를 위한 프로그램에 참여하게 되었다. 처음에는 별 기대 없이 재미있는 영화나 보며 무료한 시간을 보내기 위해 참석하였다. 첫째 날은 약물에 대한 악영향과 중독의 피해에 대한 교육이었다. 약물의 악영향이나 중독의 피해는 누구보다도 몸으로 체험한 내가 더 잘 알고 있다는 교만으로 강사의 실수나 잡아내려는 마음으로 앉아 있었다. 그런데 둘째 날, 자신의 삶을 돌아보는 시간부터 프로그램에 참여하고 싶지 않았다. 떠올리고 싶지 않은 기억을 서로 이야기하고 들어야 하기 때문이었다. 정말 힘든 시간이었다. 셋째 날은 참여하고 싶지 않았지만 왠지 모르게 교육에 참여하였고, 그곳에서 나는 가족의 이야기를 처음으로 하게 되었다.

아버지는 알코올 중독자였다. 40대에 술병으로 돌아가실 때까지 우리 집은 난장판이었다. 아버지의 폭력과 무능력으로 어머니는 무기력해져 있었고, 형들은 아버지의 폭력을 피해서 일찍 가출하였다. 나는 어머니를 혼자 두고 갈 수가 없어서 집에 남았지만, 아버지의 폭력이 무서워서 중학교 때부터 친구들과 어울려서 밖으로 돌았다. 집에서 벗어나기 위해 특성화고등학교에 입학하여 일찍 기술을 배웠다. 스물두 살에 카페에서 만난 여자와 결혼하였고, 그때 아내의 나이는 스무 살이었다.

나는 아버지 같은 아버지가 되지 않기 위해 정말 노력하였다. 술은 가끔 마셔도 과하지 않으려고 했고, 자녀들에게 좋은 아버지가 되고자 하였다. 다른 사람들이 아버지와 낚시나 여행을 간 이야기, 목욕탕에서 등을 서로 밀어주던 추억들을 이야기할 때마다 나는 아버지와의 따스한 추억이 없다는 것이 가슴 아팠다. 그래서 아들에게도 좋은 추억을 많이 남겨주고자 하였다. 나에게는 초등학생 자녀가 두 명 있다. 아이들은 내가 구치소에 있는 줄 모르고 돈 벌러 간 줄 알고 있었다. 어느 날 아내가 면회를 와서 큰아이가 "아빠가 감옥에 가 있느냐"고 물었다고 하였다. 아내는 아니라고 부인했지만, 주변 어른들이나 아내의 분위기에 큰아이가 알아차린 것 같다고 하였다. 프로그램 중에 그 이야기를 하면서, 나는 울었다. 나는 아들에게 좋은 아버지는 아니더라도 중독자의 자녀라는 아픔만은 남겨주고 싶지 않았다. 아버지의 폭력보다도 중독자의 자녀라는 사람들의 무시와 멸시, 아버지에 대한 증오, 기댈 곳 하나 없는 외로움 등으로 살아온, 나의 아픔과 상처를 자녀에게 물려주고 싶지 않았다.

그때 정말 중독의 삶에서 벗어나고 싶은 절실함이 생겼다. 강사가 전해주는 한국마약퇴치운동본부 안내 책자를 받아들고서 출소하면 다시 시작하리라고 다짐하였다. 무수히 다짐했지만 조절할 수 없었던 갈망과 수감된 재소자들의 실패담을 들으면서, 내 다짐이 흔들릴까 두려웠다. 그 다짐이 흔들리지 않으려고 아내에게 매일 편지를 썼고 성경책을 필사하고 성경 구절을 외우기 시작하였다. 그런 나를 동료들은 자신들도 해봤지만 다 부질없는 짓이라고 비아냥거리기도 하고, 진심으로 회복되기를 격려하는 사람도 있었다.

출소한 후, 나는 자발적으로 모든 연락처를 지우고 연락처를 바꾸었다. 그리고 한국마약퇴치운동본부를 찾아갔다. 그곳에서 프로그램도 참여하고 자조 모임도 참여하며 회복의 길을 걷고 있다. 나약한 내가 언제 다시 약물의 유혹에 넘어갈지 모르지만, 오늘 하루를 유혹에서 버티며 살아가고 있다. 오늘 하루가 쌓여서 일주일이 되고, 일주일이 모여 한 달이 될 수 있다는 믿음으로 살아가고 있다. 하루라도 자녀들에게 좋은 추억을 쌓아주기 위해 기도하는 마음으로 버티고 있다. 벌써 회복한 지 2년이라는 시간이 지나갔다. 회복하고 1년 잔치 때, 아들이 "아버지가 자랑스러워요. 사랑해요"라고 말했을 때, 온 가족이 끌어안고 많이 울었다. 나는 이 작은 행복이 나의 한순간의 잘못된 선택으로 사라지는 것을 원치 않는다. 회복의 시간이 정말 힘들고 때로는 삶을 놓고 싶을 만큼 지치고 외로운 싸움이지만 자녀들에게 아버지를 빼앗지 않기 위해 그 고독한 길을 포기하지 않으려고 한다.

Ainsworth, M., Blehar, M., Waters, E., & Wall, S. (1978). Patterns of Attachment: A Psychological Study of the Strange Situation. Hillsdale, NJ: Erlbaum.

Siegel, A. M. (2002). 하인즈 코헛과 자기 심리학(Heinz Kohut and the psychology of the self)(권명수 역). 서울: 한국심리치료연구소. (원저 1996년 출판)

Bowen, M. (1978). Family therapy in clinical practice. New York: Jason Aroson.

Bowlby, J. (1969). Attachment. Attachment and Loss, Vol. I. London: Basic Books.

Bowlby, J. (2019). 애착: 인간애착행동에 대한 과학적 탐구(Attachment)(김창대 역). 서울: 연암서가.

Dayton, T. (2007). Emotional sobriety : From relationship trauma to resilience and balance. Deerfield Beach, FL: Health Communications.

Duhigg, C. (2012). 습관의 힘: 반복되는 행동이 만드는 극적인 변화(The Power of Habit: Why we do what we do in life and business)(강주헌 역). 서울: 갤리온.

Gordon, T. (2010). 교사역할훈련과 훈육(Discipline that works: Promoting self-discipline in children) (강재태, 박은주, 김원석 역). 서울: GTI코리아. (원저 1989년 출판)

Holmes, J. (2005). 존 볼비와 애착이론(John Bowlby and attachment theory)(이경숙 역). 서울: 학지사.

Johnson, R. A., & Ruhl, J. M. (2020). 내 그림자에게 말 걸기 : 융 심리학이 말하는 내 안의 또 다른 나와 만나는 시간(Living your unlived life: Coping with unrealized dreams and fulfilling your purpose in the second half of life) (신선해 역). 서울: 가나출판사. (원저 2007년 출판)

Jung, C. G. (2014). The practice of psychotherapy. London: Routledge.

Miller, W. R., & Rollnick, S. (2006). 동기강화상담: 변화 준비시키기(Motivational interviewing : Preparing people for change) (신성만, 권정옥, 손명자 역). 서울: 시그마프레스. (원서 2002년 출판)

Miller, W. R., & Rollnick, S. (2015). 동기강화상담: 변화 함께하기 (Motivational interviewing : Helping people change)(신성만, 권정옥, 이상훈 역.). 서울: 시그마프레스. (원서 2012년 출판)

Minuchin, S., & Fishman, C. 구조적 가족치료 기술(Family therapy techniques) (조은숙 역). 서울: 하나의학사. (원저 1981년 출판)

Minuchin, S., & Nichols, M. P. (2013). 가족치유: 미누친의 구조적 가족치료(Family healing: Strategies for hope and understanding) (오제은 역). 서울: 학지사. (원서 1998년 출판)

Titelman, P. (2014). The concept of differentiation of self in Bowen theory. In P. Titelman (Ed.), Differentiation of Self: Bowen Family Systems Theory Perspectives. New York: Routledge.

Werner, E. E., & Smith, R. S. (1982). Vulnerable, but invincible: A longitudinal study of resilient children and youth. New York, NY: McGraw-Hill Press.

김은실

남서울대학교 대학원 중독재활상담전공 교수
한국마약퇴치운동본부 이사
한국카운셀러협회 회장
국제중독전문가
한국심리학회 중독심리전문가

중독, 관계로 풀다

초판발행 2021년 12월 5일 **1판 1쇄 발행** | 2025년 5월 10일 **1판 2쇄 발행**

지은이 김은실
펴낸이 최용구 | **펴낸곳 도서출판 신정**
주소 (04316) 서울시 용산구 원효로 89길 19 (원효로1가)
전화 02)3211-4782, 0266(영업부), 3211-4783(편집부), 3211-4784(팩스)
이메일 sjbook2002@naver.com | **홈페이지** www.sjbook.co.kr
등록 2001년 5월 11일 제13-702호
기획마케팅 최용구 장만동 최충구 송대용 | **책임편집** 석기은 황가연

ISBN 978-89-5912-775-7 03510
정가 12,000원